# LES
# SPOROTRICHOSES OSSEUSES
## ARTICULAIRES ET SYNOVIALES

PAR

## Le Dr Jean MARCHAND

Ex-Interne suppléant des Hôpitaux de Lyon.

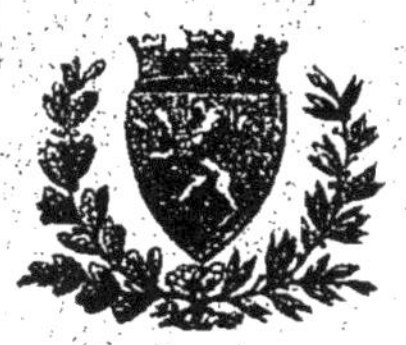

GRANDE LIBRAIRIE MÉDICALE, SCIENTIFIQUE ET INDUSTRIELLE

## A. MALOINE

PARIS | LYON
Rue de l'Ecole-de-Médecine, 25 | 6, Rue de la Charité

1911

LES

# SPOROTRICHOSES OSSEUSES
# ARTICULAIRES ET SYNOVIALES

Lyon. — Imprimerie A. Rey et Cⁱᵉ, 4, rue Gentil. — 58873

# LES

# SPOROTRICHOSES OSSEUSES

## ARTICULAIRES ET SYNOVIALES

PAR

## Le D$^r$ Jean MARCHAND

Ex-Interne suppléant des Hôpitaux de Lyon.

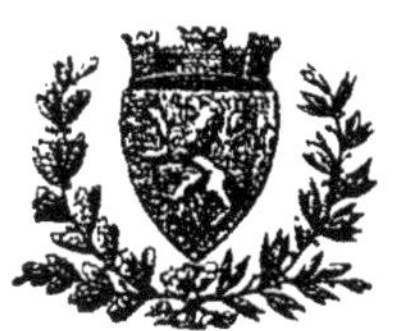

GRANDE LIBRAIRIE MÉDICALE, SCIENTIFIQUE ET INDUSTRIELLE

## A. MALOINE

PARIS | LYON
Rue de l'Ecole-de-Médecine, 25 | 6, Rue de la Charité

—

1911

# INTRODUCTION

Connue depuis six années à peine, la sporotrichose a
suscité un grand nombre de travaux, de publications,
de communications ou d'observations. MM. de Beurmann et Gougerot, en découvrant, puis, en décrivant
les diverses manifestations sporotrichosiques, ont, en
quelque sorte, dirigé l'étude du sporotrichum ; ils ont
tout vu, pourrait-on dire ; avec une merveilleuse rapidité de conception, ils ont défini les caractères de
l'affection et décrit ses localisations multiples.

Il peut donc paraître audacieux de s'engager sur une
voie aussi battue, aussi magistralement battue, pourrait-on dire ; et l'on est peut-être tenté de se demander
si, après l'article de de Beurmann, Gougerot et Vaucher
dans la *Revue de Chirurgie* de 1909, « Sporotrichose
osseuse et ostéo-articulaire », et après la thèse de
Caraven (Paris, 1910), *Ostéites et ostéo-arthrites
mycosiques*, une nouvelle étude des manifestations
osseuses et ostéo-articulaires du *Sporotrichum Beurmanni* ne risque pas, avec de tels antécédents, d'être
entachée de banalité, ou tout au moins, de perdre une
partie de son intérêt.

Nous pensons qu'il n'en est rien, et voici pourquoi :

le vaste plan de l'ouvrage de Caraven ne permettait pas à cet auteur, d'accorder à la sporotrichose osseuse et articulaire toute la place, toute l'ampleur qu'elle a conquises, parmi les affections médicales et chirurgicales, depuis le travail de Beurmann, Gougerot et Vaucher. Aux cinq cas, qui faisaient la base de l'étude de ces derniers, sont venues s'adjoindre des observations nombreuses, très complètes, et dont le haut intérêt a donné à cette unité pathologique une grosse et légitime importance.

Dans un avenir prochain, la sporotrichose osseuse aura sa place, dans les traités classiques, tout à côté des manifestations de même nature de la tuberculose et de la syphilis, dont elle se rapproche déjà par tant de points cliniques ou anatomo-pathologiques. Sans avoir la prétention d'empiéter sur le domaine de ces ouvrages, il nous a paru qu'il était aujourd'hui possible de grouper tous les faits cliniques observés et décrits, d'en faire une analyse serrée et rigoureuse, et d'exposer un tableau symptomatique dont les moindres détails auraient été préalablement notés et contrôlés. Et puis, réunissant, classant toutes ces observations suivant leurs points communs, suivant leurs analogies et leurs rapports, il était intéressant de mettre en valeur ces ressemblances, leurs motifs ou mieux encore les circonstances qui les déterminent; en d'autres termes, de traiter des formes cliniques des sporotrichoses osseuses et articulaires.

C'est ce travail tour à tour analytique et synthétique que nous avons entrepris sous l'inspiration et avec les conseils bienveillants de notre maître, M. Bonnet, qui a étudié à Lyon les premiers cas de sporotrichose osseuse, et a notamment publié une observation unique « d'ostéomyélite sporotrichosique avec fracture spontanée ».

Après les quelques considérations qui précèdent, on ne s'étonnera pas de l'importance que nous avons donnée à toute la partie clinique de notre étude, aux chapitres qui traitent des symptômes et des modalités cliniques des manifestations osseuses et articulaires du sporotrichum.

Nous avons souligné, aussi fortement que possible, la similitude si souvent parfaite de ces localisations mycosiques avec les localisations de même ordre de la tuberculose et de la syphilis.

Dans notre chapitre du « diagnostic », nous avons précisé les rapports de ces trois affections ; on doit en effet, reconnaître l'extrême difficulté et souvent, l'impossibilité absolue du diagnostic clinique, pour lequel heureusement le diagnostic bactériologique est un complément facile et suffisant.

Nous nous serions, certes, gardé de sacrifier à tout cet ensemble clinique, les chapitres qui traitent de l'étiologie, de la pathogénie, de l'anatomie pathologique ou du traitement de cette affection ; mais, nous devons reconnaître qu'ils ont été parfaitement traités avant nous, et nous avons dû beaucoup emprunter à nos devanciers.

Les données expérimentales sont, elles aussi, très complètes, très sûres et basées sur des travaux remarquables ; elles cadrent admirablement avec les données cliniques ; c'est là, un fait qui se dégage avec évidence des expériences tentées jusqu'à ce jour ; nous avons essayé de le rendre plus net et plus tangible encore, par le résumé des publications faites à ce sujet, et par l'exposé des résultats expérimentaux récemment obtenus par notre maître, M. Bonnet.

Alors que, depuis quelque temps déjà, nous avions entrepris ce travail, nous avons pu observer dans le service de M. Lesieur, et sous la bienveillante direction de ce maître, un malade atteint d'ostéo-périostite sporotrichosique du tibia : nous joignons cette observation à toutes celles que nous avons résumées, et qui touchent à notre sujet. A vrai dire, elle est tout à fait comparable cliniquement aux descriptions d'abcès intra-osseux sporotrichosiques faites par divers auteurs; mais le décès du malade, survenu du fait d'une affection inter-currente, nous a permis d'étudier et de décrire les alté-rations osseuses profondes et graves, produites par le sporotrichum chez cet individu. Par là, cette obser-vation, la troisième avec autopsie, est véritablement instructive et intéressante.

Elle vient aussi à l'appui de l'opinion, maintes fois émise par les auteurs, et tendant à la recherche systé-matique de la sporotrichose dans la plupart des cas d'ostéites subaiguës et chroniques.

A la veille de faire passer ce malade dans un service de chirurgie, nous pensâmes à rechercher le sporotri-chum et à commencer un traitement ioduré. L'heureux effet de cette médication si simple évita à ce vieillard une intervention chirurgicale, toujours dangereuse à cet âge, et dont les résultats n'auraient peut-être pas été complètement satisfaisants.

Elargissant, sans doute à l'excès et immodestement, la portée de notre travail, il nous agréerait de penser qu'il a peut-être contribué à montrer la nécessité d'une étude clinique des manifestations osseuses du sporotrichum à laquelle l'expérimentation et la bactériologie apportent des preuves indubitables, à souligner la difficulté du diagnostic sporotrichosique, les rapports et les ressemblances de la sporotrichose avec la tuberculose et la syphilis, et enfin le devoir de rechercher systématiquement et de reconnaître le sporotrichum, sous l'un quelconque de ses aspects cliniques. Faut-il rappeler en manière de conclusion, les paroles de de Beurmann et Gougerot, à l'occasion de deux cas de sprotrichose osseuse méconnus et suivis d'amputations de cuisse. « Ce sont là de tristes exemples des désastres irréparables que l'ignorance de la sporotrichose peut causer, de l'impuissance du traitement chirurgical à guérir cette mycose, et des merveilleux effets du traitement ioduré, même dans les cas anciens. »

Nous avons fait suivre l'étude des localisations osseuses et articulaires du sporotrichum de quelques considérations cliniques et diagnostiques sur les synovites sporotrichosiques, qui bien souvent accompagnent les localisations ostéo-articulaires, et s'en rapprochent par bien des points.

# LES
# SPOROTRICHOSES OSSEUSES
## ARTICULAIRES ET SYNOVIALES

## HISTORIQUE

Les deux noms de MM. de Beurmann et Gougerot sont intimement liés à l'histoire de la sporotrichose. Dès 1906, dans leur étude sur les « Sporotrichoses hypodermiques », ils ont indiqué la multiplicité des formes de cette affection et la variabilité de ses localisations, depuis la gomme sous-cutanée ou musculaire, jusqu'à la lésion profonde, osseuse ou articulaire.

L'année suivante paraissait un intéressant mémoire de Lutz et Splendore, *Sobre una mycose observada em Homens et Ratos.*

Les deux auteurs brésiliens, à l'occasion d'une épidémie de peste à Sao-Paolo, avaient observé une affection mycosique du rat gris, atteignant tout aussi bien les viscères que les os et les articulations, et dont le mycélium fut identifié avec le *Sporotrichum Beurmanni*. MM. de Beurmann, Gougerot et Vaucher présentaient, la même année, au Congrès de médecine de Paris, un résumé de ce mémoire. Au même Congrès,

Brissaud et Rathery rapportaient un cas de sporotrichose musculaire, dont l'inoculation au rat avait occasionné, chez ce dernier, des lésions osseuses.

A vrai dire, les données anatomo-pathologiques du mémoire de Lutz et Splendore, et de la communication de Brissaud et Rathery étaient bien vagues et peu précises. Il semble, toutefois, qu'elles aient été le point de départ des recherches expérimentales qui furent, dès lors, poursuivies par MM. de Beurmann, Gougerot et Vaucher, et dont les résultats furent exposés par eux à la Société médicale des Hôpitaux de Paris, en mai 1908, sous le titre : « Sporotrichose expérimentale du rat »; en juillet, la même année, ces auteurs apportaient une nouvelle communication, sur la « Sporotrichose expérimentale généralisée du chien »; ils présentaient en même temps des pièces et une radiographie. La multiplicité des lésions et l'importance des altérations osseuses et articulaires apparaissaient nettement chez le rat et chez le chien.

Il était désormais démontré que le sporotrichum pouvait se localiser à l'os : une étude de sporotrichose spontanée du chien, faite à la même époque par Gougerot et Caraven, et deux cas d'inoculations suivies de lésions articulaires, observés par Hudelo et Monier-Vinard, le 12 juin 1908, ne pouvaient qu'en apporter la confirmation.

Ce n'est pas pour nous conformer à un plan, que nous avons donné, en première place, un aperçu historique des expériences et recherches de laboratoire, et l'on doit bien reconnaître qu'elles ont mis, en quelque sorte, le clinicien sur la voie de ces localisations, que grâce à elles, les observations allaient se multiplier, et les données cliniques se préciser et prendre une très grosse importance.

Et, en effet, on ne trouve antérieurement à ces constatations expérimentales que les observations assez vagues, peu précises, douteuses même, au point de vue de la localisation osseuse s'entend, que présentaient de Massary, Doury et Monier-Vinard en 1907, à la Société des Hôpitaux de Paris; Balzer et Galup, en 1908, à la Société de Dermatologie ; A. Fage, dans le *Progrès médical*, et Druelle et Chadzinsky, en juin 1908, à la Société médicale des Hôpitaux de Paris.

Or, lorsqu'en avril 1909, soit un an après la publication de leurs recherches expérimentales, de Beurmann, Gougerot et Vaucher publièrent, dans la *Revue de Chirurgie*, leur article : « Sporotrichoses osseuses et ostéo-articulaires », ils pouvaient déjà citer un nombre intéressant d'observations très précises, dans lesquelles les lésions de l'os ou de l'articulation n'étaient pas douteuses, et avaient été contrôlées par les diverses méthodes de diagnostic bactériologique. C'étaient les cas observés par Sicard, Bithe et Gougerot : « Sporotrichose osseuse du tibia » ; par A. Fage, « Gomme sporotrichosique périostée du tibia » ; par Hudelo et Monier-Vinard, « Localisation synoviale de la sporotrichose » ; F. Widal et A. Weill, « Gomme sporotrichosique périostée tibiale » ; Josset-Moure, « Sporotrichose du tibia » ; tous ces cas avaient été présentés à la Société médicale des Hôpitaux de Paris, en juin ou décembre 1908.

Depuis lors, les publications et les observations cliniques se multiplient. Le côté expérimental de la question, à peu près complètement traité, ne fera plus l'objet que de rares publications, et tout au plus peut-on indiquer le travail de Beurmann, Gougerot et Vaucher, sur la « Sporotrichose du chat » en 1909, et celui de Carougeau sur la « Sporotrichose du mulet », la même année. Au contraire, les observations cliniques sont, à la fois, de plus en plus nombreuses et de plus en plus intéressantes ; en même temps que le cas type de la lésion osseuse observé par Thibierge et Gastinet, on découvre de nouveaux aspects, de nouvelles formes de l'affection ; Bonnet, de Lyon, publie un cas de sporotrichose à localisation osseuse et musculaire, avec fracture spontanée, dont il fit l'autopsie ; Pierre Marie et Gougerot observent, en mai 1909, un cas d' « ostéite sporotrichosique hypertrophiante primitive du tibia », vérifié à l'autopsie.

Lagoutte et Briau, à la même époque, décrivent un cas de « Sporotrichose cachectisante mortelle avec localisations ostéo-articulaires » ; puis c'est un cas d'ostéo-myélite gommeuse sporotrichosique primitive rapporté par de Beurmann, Gougerot et Verne ; c'est « une ostéite du cubitus » observée par Lebar et Saint-Girons ; c'est, en novembre 1909, l'observation de Bruno-Bloch, de Bâle, sur « une sporotrichose aiguë fébrile, avec ostéite de la clavicule et du sternum » ; enfin, ce sont les cas de « synovite sporotrichosique du poignet » de Rouslacroix et Wyse-Lauzun, de Marseille, et d' « arthrite sporotrichosique du genou », de P. Moure.

En 1910, les observations sont tout aussi nombreuses, et, à côté d'une observation lyonnaise de MM. Nicolas et Charlet, dans laquelle ces auteurs soupçonnent une lésion osseuse sans oser l'affirmer, il faut citer les observations de Jeanselme et Chevalier, de E. Velter, de de Beurmann, Gougerot, Bithe et Heuyer ; dans le cas de ces derniers, et dans une observation de Balzer et Burnier, publiée à la même époque, on trouve décrit, pour la première fois, la « Spina ventosa sporotrichosique ». Bonnet, de Lyon, à la fin de 1910, décrivait une arthropathie sporotrichosique simulant une arthropathie syphilitique.

La thèse de Caraven, la même année, soulignait l'importance des ostéites et ostéo-arthrites mycosiques.

Dès lors, les localisations osseuses et articulaires de la sporotrichose avaient leur place, dans les Revues générales et articles traitant de cette mycose, et dans tous les ouvrages classiques.

Des communications très récentes sont venues s'ajouter à ces documents cliniques nombreux et si importants. A. Curcio signalait, en mars dernier, dans *Il Policlinico*, le premier cas de sporotrichose italien, dans lequel le squelette était lésé ; le *Bulletin* de la Société médicale de Radiographie de Paris publiait récemment un article de MM. Darbois et Chevalier, où était décrits deux nouveaux cas de « Spina ventosa sporotrichosique », et une observation de sporotrichose osseuse de MM. Pautrier et Belot montrant bien tout ce que l'on peut attendre de la radiographie en pareil cas.

Nous-même, enfin, communiquions dernièrement à la Société médicale des hôpitaux de Lyon, au nom de notre maître, M. Lesieur, et au nôtre, un nouveau cas d'abcès intra-osseux sporotrichosique, avec présentation de la pièce ; c'était donc le troisième cas vérifié à l'autopsie.

On peut juger, par ce bref exposé historique, de l'importance clinique prise en cinq années par les localisations osseuses ou articulaires de la sporotrichose. Sans nul doute, grâce à la connaissance de la question, l'histoire de ces localisations s'enrichira très rapidement de nombreuses et de nouvelles formes.

# ÉTIOLOGIE ET PATHOGÉNIE

On sait, depuis les recherches de de Beurmann et Gougerot, que le sporotrichum existe dans la nature.

Ces auteurs ont trouvé le parasite sur des végétaux. De plus, dans un bon nombre de cas cliniques de sporotrichoses diverses, l'origine végétale a été démontrée.

Les travaux de Lutz et Splendore, ceux de Gougerot et Caraven, ceux de Carougeau nous ont appris, d'autre part, que certains animaux, tels que le rat gris ou blanc, le chien et le mulet, pouvaient être porteurs du mycélium; ces auteurs, et avec eux, récemment, MM. Jeanselme et Chevalier ont rapporté des cas de transmission de l'animal à l'homme; dans un cas de Lutz et Splendore, c'est un infirmier qui, mordu par un rat, est atteint de lymphangite sporotrichosique; un vétérinaire militaire, observé par Caraven, a des lésions sporotrichosiques à l'index gauche, après avoir soigné des mulets porteurs de sporotrichum ; enfin, ce sont des rats inoculés, dont les morsures occasionnent une lymphangite gommeuse ascendante et un chancre sporotrichosiques, chez les malades que virent Jeanselme et Chevalier.

Dans un assez grand nombre de cas de sporotrichose, l'inoculation est cutanée; il y a véritablement un chancre sporotrichosique, mais il semble aussi que l'infection puisse se faire par la voie bucco-pharyngienne, sans lésion d'entrée notable.

Le fait de l'existence du sporotrichum dans le mucus bucco-pharyngien de certains malades, fait prouvé par MM. de Beurmann et Gougerot, peut expliquer certaines infections, et il est parfaitement admissible que la diffusion du mycélium dans le sang ait amené sa localisation en un certain point du squelette, et qu'une cause occasionnelle, qui échappe à l'observateur, en ait déterminé l'évolution. Mais, dans la plupart des cas, la culture du mucus bucco-pharyngien est négative à l'égard du sporotrichum, et sa présence est encore l'exception.

Pour ce qui est de la sporotrichose osseuse que nous avons seule à étudier ici, nous avons trouvé bien peu d'éléments étiologiques, qui méritent d'être soulignés, dans les observations que nous avons résumées.

Dans le cas exposé par A. Fage (juin 1908), il y a eu traumatisme, sans plaie; il semble qu'en créant un *locus minoris resistentiæ*, ce traumatisme ait appelé un agent pathogène siégeant ailleurs ou introduit par une voie quelconque.

Dans l'observation de de Beurmann, Gougerot et Verne (obs. XV), des contusions répétées de la face interne du tibia gauche ont favorisé la localisation du sporotrichum circulant dans le sang, peut-être d'origine alimentaire.

Josset-Mourecou (obs. X) signale un traumatisme

violent de la face postérieure du mollet gauche, qui semble avoir été le point de départ occasionnel de l'affection.

Dans le cas de Jeanselme et Chevalier (17 juin 1910), c'est un ulcère variqueux qui est la porte d'entrée du mycélium.

Le rôle du traumatisme, avec ou sans plaie, paraît donc hors de doute; il est vraisemblable qu'il détermine la localisation du sporotrichum saprophyte du pharynx, ou introduit dans l'intestin par l'alimentation.

Le rôle de la profession ne semble pas bien important; nous avons toutefois noté, parmi les malades jusqu'ici observés : un cultivateur, qui précédemment avait été fruitier, puis porteur de sacs de céréales; un terrassier qui avait exercé successivement les professions de charretier pour tombereaux à ordures ménagères, et de chiffonnier, vivant dans les champs d'épandage; un fabricant de chapeaux de paille qui maniait des produits végétaux susceptibles d'être parasités.

Nous ne saurions tirer de ces quelques faits des conclusions formelles, mais il semble bien que les gens appelés, par leur profession, à manier des produits végétaux, à transporter des céréales, à toucher des ordures ménagères, soient particulièrement exposés; l'existence du sporotrichum sur les végétaux explique à la fois cette contamination par le contact et la contamination alimentaire.

Enfin, si l'âge ne paraît pas jouer un grand rôle dans la pathogénie de l'affection, et s'il nous suffit de noter que, dans aucun cas, elle n'a été observée chez

l'enfant, il semble que le sexe ait ici son importance.
Dans une statistique portant sur nos observations,
nous relevons 27 hommes et 3 femmes. La vie plus
active de l'homme, exposé aux traumatismes, aux
blessures, permet, du reste, d'expliquer cette prédilection du sporotrichum.

# ANATOMIE PATHOLOGIQUE ET HISTO-BACTÉRIOLOGIE

De Beurmann, Gougerot et Vaucher, dans leur article de la *Revue de Chirurgie* de 1909, ont traité très complètement les lésions anatomo-pathologiques macroscopiques et microscopiques des sporotrichoses osseuses et ostéo-articulaires expérimentales. Périostites, abcès et gommes intra-osseux, ostéites hypertrophiantes ou ostéomyélites sporotrichosiques ont été définis par eux avec une extrême précision.

Mais, depuis lors, une série d'observations a permis d'étudier les lésions humaines en se basant, soit sur la radiographie, soit même, dans certains cas, sur des pièces recueillies à l'autopsie.

On trouve notamment, après l'observation de Pierre Marie et Gougerot (obs. XIII), un protocole d'autopsie et une description anatomique et histologique fort intéressants, et, après l'observation de Bonnet (obs. XII), et notre cas personnel (obs. XXIX), quelques considérations macroscopiques.

Il y a, évidemment, une grande ressemblance entre les données expérimentales et les lésions humaines, mais l'identité n'est pas toujours complète ; aussi convient-il de ne pas s'en tenir uniquement aux constatations faites chez l'animal, et de ne point négliger l'observation clinique.

Nous reproduisons ici l'étude très complète, au point de vue histologique surtout, de MM. de Beurmann, Gougerot et Vaucher :

Les lésions osseuses et ostéo-articulaires dues au *Sporotrichum Beurmanni* semblent au premier abord extrêmement complexes, parce qu'elles sont à des stades différents.

Parfois, les articulations sont atteintes (tibio-tarsienne, astragalo-calcanéenne et articulations tarsiennes), la cavité articulaire est remplie d'éléments cellulaires plus ou moins altérés ; la séreuse et la capsule ligamenteuses sont rouges et épaisses, infiltrées de cellules ; les lames internes du cartilage sont ternes, dépolies, elles desquament et parfois subissent la nécrose ; les cellules cartilagineuses dans leur capsule se tuméfient et se multiplient.

Les parties molles sont fréquemment envahies : des fusées purulentes, parties d'un abcès osseux, d'un abcès articulaire ou d'une synovite, s'infiltrent entre les tendons et les muscles, et décollent parfois leurs insertions. Çà et là sont disséminés des gommules, des follicules isolés, enkystés de scléroses. Les abcès tendent à ulcérer la peau, nécrosent le derme et l'épiderme ; l'abcès « froid » d'origine osseuse se fistulise.

Dans les os, les lésions sont intenses, toutes les parties de l'os, périoste, os compact, moelle, diaphyse, épiphyse, pouvant être atteintes. Les lésions, localisées ou diffuses, d'âges différents, de tendances différentes, s'entremêlent irrégulièrement sur le même os ou sur des os voisins. Ces variations de siège, de diffusion, de tendance, d'âge, expliquent le polymorphisme apparent des ostéites, mais le processus est toujours le même, à des stades différents d'évolution, avec sa double tendance purulente et scléreuse, et il est facile de reconstituer l'histogenèse des lésions :

1° En plusieurs points, on surprend le début des lésions, soit dans les os encore peu atteints, soit à la périphérie d'une lésion ancienne, soit à l'extrémité d'un os long, dont l'autre épiphyse est profondément lésée. La moelle osseuse vacuolée de cellules adipeuses commence à réagir ; les travées qui séparent les grosses cellules graisseuses s'élargissent, et à leur intérieur les cellules myéloïdes, se multiplient, mais sans former encore de nappe confluente d'infiltration cellulaire : les capillaires congestionnés sont remplis de nombreux polynucléaires ; les grosses cellules adipeuses sont légèrement enflammées, leur protoplasma tuméfié segmente en vacuoles secondaires la masse graisseuse. L'os compact est encore indemne, pourtant les canaux de Havers commencent à s'enflammer :

2° En d'autres points, l'inflammation osseuse est plus marquée. Dans les cavités médullaires, les travées d'infiltration cellulaire deviennent de plus en plus larges, et bientôt, confluent en une nappe continue, vacuolée de rares débris de cellules adipeuses ; cette infiltration cellulaire est complexe : les grands et les moyens mononucléaires prédominent ; il s'y mélange des myélocytes neutrophiles, éosinophiles, basophiles, des polynucléaires et des hématies ; les cellules adipeuses, par atrophie proliférative, ont résorbé leur graisse, elles reviennent à l'état indifférencié, se confondent avec les cellules médullaires enflammées ; quelques-unes, se sont transformées en cellules géantes tuberculoïdes, leur origine étant attestée par la persistance d'une ou de plusieurs gouttes de graisse. L'os compact est atteint d'ostéite raréfiante, les cellules des canaux de Havers et les ostéoblastes enflammés résorbant l'os ; les canaux de Havers sont élargis, tachetés de cellules rondes nombreuses, sillonnés de capillaires congestionnés à endothélium tuméfié basophile, les trabécules osseuses par contre sont amincies, parfois déchiquetées, et sur leurs bords sont rangés les ostéoblastes enflammés et quelques myéloplaxes ostéoclastes, qui se sont creusés une large vacuole dans l'os qu'ils rongent. Les lamelles de la bordure des trabécules osseuses atteintes de ce processus raréfiant prennent souvent, peut-être sous l'influence de la résorption calcaire, une teinte violacée (au Dominici), différente de la teinte rosée acidophile des lamelles du centre des mêmes travées osseuses. C'est sur le bord de la cavité médullaire agrandie que le processus d'ostéite raréfiante est le plus marqué ;

3° Les lésions restent parfois à ce stade ; l'infiltration cellulaire, faite surtout de mononucléaires, est confluente, l'ostéite raréfiante est très marquée. Mais, le plus souvent, avant même que l'infiltration cellulaire ne soit aussi serrée, le processus se complique et évolue dans différents sens : la sclérose et la formation de sporotrichomes nodulaires sont les évolutions les plus fréquentes ;

4° L'infiltration cellulaire se sclérose, les cellules enflammées indifférenciées se différencient en fibroblastes et élaborent des fibrilles collagènes. Si la moelle osseuse se sclérose, alors que toutes les cellules adipeuses n'étaient pas encore résorbées, elle devient une nappe fibro-cellulaire vacuolée de larges vacuoles. Si la sclérose atteint l'infiltrat médullaire confluent, toute la cavité de l'os est transformée en une nappe scléreuse fibro-cellulaire plus ou moins riche en cellules fusiformes et en capillaires, suivant l'ancienneté des lésions.

Cette sclérose est le plus souvent étendue à toute la cavité médullaire ; parfois, elle ne forme qu'un petit placard à bords diffus entouré de moelle vacuolée, infiltrée de cellules et non sclérosée.

Presque toujours, la nappe fibreuse est tachetée de sporotrichomes nodulaires, parfois de cellules géantes isolées ; la coque scléreuse est constante autour de grosses gommes et d'abcès sporotrichosiques ; il y a donc un processus à double tendance suppurative au centre, fibreuse à la périphérie, de même que dans le tubercule on retrouve la double évolution fibro-caséeuse.

La transformation fibro-cellulaire et la sclérose qui en

résulte envahissent les canaux de Havers dilatés et infiltrés,
si bien que l'os devient une nappe scléreuse tachetée de débris de trabécules osseuses ; il y a à la fois ostéite raréfiante et
sclérose osseuse. Il est à remarquer que cette sclérose n'est
pas un processus éteint cicatriciel, car il existe encore çà et là
des capillaires dilatés, des traînées cellulaires et surtout des
myéloplaxes ostéoclastes en bordure des travées osseuses ;

5° Çà et là, dans l'infiltration cellulaire ou dans la sclérose, sont disséminés des nodules : follicules épithélioïdes
avec ou sans cellules géantes, — des cellules géantes isolées, — des gommules à centre abcédé, formé de polynucléaires et de macrophages, à zone moyenne épithélioïde,
à zone externe lympho-conjonctive ou fibro-conjonctive, —
des micro-abcès isolés. Ces formations nodulaires ont la
structure habituelle des sporotrichomes, on retrouve dans
la moelle osseuse et dans l'os toutes les variétés des follicules et des gommules sporotrichosiques, leurs diverses
évolutions et leur double tendance suppurative au centre,
fibreuse à la périphérie.

Les sporotrichomes abcédés s'entourent, suivant la règle,
de sclérose fibro-cellulaire. Sur plusieurs os, les lésions
anciennes forment donc de petits abcès à paroi fibreuse,
plus ou moins épaisse, séparés par du tissu médullaire en
réaction cellulaire ou fibro-cellulaire, ou par des travées,
osseuses raréfiées. Un calcanéum, plusieurs vertèbres sont
ainsi tachetés de trois à quatre abcès fibreux mêlés à des
abcès plus récents, ou à des sporotrichomes folliculaires
tuberculoïdes ; tout autour, dans l'os environnant enflammé,
les canaux de Havers très élargis sont remplis, tantôt de
tissu scléreux, fibreux, dense, tantôt de tissu fibro-cellulaire parsemé de rares follicules tuberculoïdes à belles cellules géantes centrales, tantôt de moelle osseuse vacuolée
enflammée, riche en cellules mono- et polynuclées avec
quelques éosinophiles.

On aboutit au gros abcès à paroi fibreuse ; un abcès
déjà ancien a détruit tout le centre d'une vertèbre ; il a

perforé la partie antérieure de l'os et fusé au dehors, atteignant la peau qui est prête à s'ulcérer. La paroi de cet abcès intra-osseux est épaisse et fibreuse. Du centre de l'abcès à la périphérie de l'os, on a la succession des zones suivantes : 1° La collection purulente, formée de polynucléaires et de macrophages pressés les uns contre les autres, la plupart dégénérés acidophiles, quelques-uns encore peu altérés, avec noyaux bien conservés contenant des formes oblongues du *sporotrichum* ; 2° un liséré étroit, nécrosé, orangeophile, constitué par des fibres collagènes tuméfiées et fusionnées, parsemé de débris opaques pyknotiques ; 3° la paroi fibreuse : zone large formée de fibres collagènes moyennes et fines, ondulées, très serrées, entremêlées de rares cellules conjonctives fusiformes et parsemées de quelques macrophages et polynucléaires ; 4° au dehors, la sclérose fait place, par une transition très rapide, à une zone de médullite fibro-cellulaire : les fibres collagènes, fines, peu serrées, sont entrecroisées en mailles losangiques aplaties qui contiennent de nombreuses cellules mononucléaires, quelques polynucléaires, des globules rouges et cellules granuleuses de la série myéloïde ; les capillaires sont gros et congestionnés ; cette zone peut être tachetée de follicules, de micro-abcès et de gommules ; 5° on arrive enfin aux trabécules osseuses amincies par l'ostéite raréfiante, et séparées par de larges canaux de Havers ; ceux-ci sont comblés par un tissu fibro-cellulaire ou remplis de moelle graisseuse en réaction inflammatoire.

Parfois (calcanéum), un de ces gros abcès, à paroi fibreuse, a détruit une partie de l'os, qui ne l'entoure plus que d'une mince coque, et le pus fuse en un point, formant dans les parties molles un abcès froid.

C'est dans le centre abcédé de ces nodules que les parasites sont le plus nombreux ; ils revêtent la forme habituelle courte décrite par nous en 1906 ; ils sont libres dans des magmas nécrosés ou phagocytés à l'intérieur des macrophages et parfois des polynucléaires :

6° Plus rarement, l'infiltration cellulaire intra-médullaire subit la transformation purulente massive ; il se forme un large abcès.

A l'intérieur d'un astragale atteint de médullite fibrocellulaire avec ostéite raréfiante, s'étend un large abcès formé de polynucléaires très serrés, plus ou moins pyknosés ; la nappe de pus est vacuolée. Ce vacuolage, seul reste des cellules adipeuses nécrosées, persiste encore parfois sur de très gros abcès, dont la périphérie s'enkyste d'une paroi fibreuse épaisse. Tout autour, en pleine médullite fibreuse, sont disséminés des micro-abcès à polynucléaires et à macrophages souvent peu altérés, quoique toujours parasités ; la limite de ces micro-abcès est brusque, le plus souvent marquée par un étroit liseré de fibres collagènes nécrosées ; les follicules tuberculoïdes fibreux à belles cellules géantes centrales sont plus rares.

Exceptionnellement, la transformation purulente envahit toute la cavité de l'os ; l'afflux des polynucléaires et des macrophages a tout noyé et tout détruit ; il n'y a pas eu enkystement fibreux, et le pus baigne directement les surfaces osseuses, les trabécules raréfiées, et remplit les canaux de Havers. Il n'est pas rare que l'os se nécrose alors et forme séquestre. Tantôt le séquestre est encore vaguement adhérent à l'os vivant, tantôt il flotte au milieu de l'abcès ; toute la partie compacte de la coque osseuse est nécrosée ; le pus bombe sous le périoste, et peut envahir les parties molles (ostéomyélite sporotrichosique aiguë).

Les lésions précédentes atteignent la moelle osseuse et l'os compact ; elles n'envahissent le périoste que secondairement ; ce sont donc des ostéomyélites sporotrichosiques.

Mais parfois le périoste peut être pris sans que la moelle osseuse ne soit atteinte ; la périostite est primitive, l'ostéomyélite est secondaire, tardive et toujours moins prononcée. Des exemples de ces périostites primitives ne sont pas rares ; sur le massif osseux facial du rat, nous avons observé une périostite aiguë purulente, décollant le périoste et entamant l'os sous-jacent qui était atteint d'ostéite raréfiante ; chez le chat, une gomme périostique s'enfonçait profondément dans l'intérieur de l'os ; aux extrémités, sur les métacarpiens et les métatarsiens, plusieurs fois nous avons relevé, à la radioscopie ou à la dissection, des hyperostoses périostiques parfois exubérantes.

7° Les lésions semblent pouvoir guérir complètement, mais, le plus souvent, la réparation dépasse le but ; l'ostéite est condensante, des hyperostoses périostées déforment l'os : la lésion était particulièrement nette sur un tibia et un péroné de rat, dans leur partie inférieure. Cette hyperplasie osseuse peut étouffer la moelle et les sporotrichomes nodulaires, mais parfois, dans la cavité médullaire sclérosée, persiste une gommule ou des micro-abcès.

Telles sont les diverses lésions des ostéomyélites et des périostites sporotrichosiques. On ne saurait trop insister sur le mélange des lésions de tendance différente, et surprises à des stades différents : sur le même os ou sur des assemblages d'os voisins, on trouve, entremêlées avec des segments de moelle normale, délicatement réticulée et vacuolée, et d'os normal, les lésions suivantes : moelle légèrement enflammée, à travées épaisses (médullite naissante) ; moelle enflammée, infiltrée, à larges travées, encore vacuolée, avec ostéite raréfiante cellulaire ; infiltration cellulaire confluente, diffuse ou localisée, formant un placard entouré de médullite moins intense ; sporotrichomes nodulaires, follicules, cellules géantes isolées, micro-abcès, gommule à trois zones ; gros et petits abcès enkystés de sclérose, intra-osseux ou envahissant les parties molles, se fistulisant à la peau ; sclérose médullaire, fibro-cellulaire, diffuse, généralisée, envahissant l'os, ou partielle, formant des placards isolés au milieu d'une nappe de médullite cellulaire ; abcès diffus et formation de séquestres ; périostites ; arthrites et synovites ; ostéite condensante et périostoses.

On voit que le *sporotrichum Beurmanni* reproduit

des ostéomyélites aiguës congestives et purulentes, avec
séquestres, des périostites suppurées, des abcès froids
osseux, des ostéomyélites chroniques avec nodules abcédés
et scléreux, des hyperostoses et des ostéites condensantes,
lésions analogues à celles des ostéomyélites aiguës coc-
ciennes, des ostéites chroniques tuberculeuses et syphilitiques.

Sur le vivant, les manifestations profondes du sporotrichum, bien vaguement perceptibles quelquefois par
l'exploration au stylet, peuvent être précisées par
l'examen radiographique ; ses données sont nettes et
sûres. Toutefois, nous n'entreprendrons pas ici d'en
donner une description complète, tout d'abord parce
qu'elles n'ont rien de caractéristique, et qu'elles rappel-
lent très exactement l'aspect radiographique des localisations analogues de la tuberculose et de la syphilis,
et aussi, parce que plusieurs de nos observations les
décrivent minutieusement, et que nous tomberions ici
dans d'inutiles redites.

Cependant, il nous paraît intéressant de citer quelques considérations émises récemment par MM. Darbois et Chevalier, dans le *Bulletin* de la Société de
Radiologie de Paris, et qui tendent bien à montrer que
la radiographie rend compte, non seulement de l'altération de l'os ou de l'articulation, mais même du processus de réparation des lésions sous l'influence du
traitement :

Abandonnées à elles-mêmes, les lésions n'ont que peu de
tendance à la guérison spontanée. Traitées par l'iodure de
potassium à haute dose, elles guérissent vite.

La RADIOGRAPHIE montre que le processus ne se fait pas suivant un mode uniforme ; il peut y avoir:

1° Simple régression *sine materia* de la périostite et *res titutio ad integrum ;*

2° Calcification hypertrophiante des lésions périostiques et, par conséquent, augmentation de l'épaisseur de l'os dont les parois sont éburnées ;

3° Raréfaction du tissu spongieux, disparition des parties nécrosées, puis formation de géodes intra-osseuses, encerclées de parois denses, calcifiées.

La radiographie de la main droite de notre premier malade, faite après un traitement ioduré intensif, trois mois après l'état que nous avons décrit plus haut, est fort instructive à cet égard. Le malade était alors cliniquement guéri, et les doigts n'avaient plus l'aspect boudiné de la spina ventosa.

Le 1er métacarpien droit est épaissi de 3 millimètres au niveau de son bord interne densifié, éburné. Le bord externe est, au contraire, estompé et déchiqueté irrégulièrement ; son opacité est diminuée, les travées osseuses sont mal dessinées, et la diaphyse, à ce niveau, est le siège d'une raréfaction évidente du tissu spongieux sur un espace semi-lunaire de 2 centimètres environ. L'ostéopériostite a donc évolué à la face interne vers la calcification hypertrophiante, et à la face externe vers la raréfaction osseuse.

Nous retrouvons des aspects analogues sur les phalanges du cinquième doigt. La première phalange a conservé l'aspect lacunaire que nous avions constaté trois mois plus tôt ; mais, le centre des lacunes s'est éclairci, et les parois se sont accusées, donnant plus de netteté à la figure. La phalangine du même doigt a été le siège d'une destruction osseuse importante ; son bord externe est creusé d'une encoche profonde, pénétrant dans le tissu spongieux jusqu'à la paroi interne de l'os, qui est éburnée et notablement épaissie. Sans ce renforcement du bord interne de l'os, la phalangine se serait fatalement fracturée, et tassée dans le sens de la longueur.

Enfin, la phalangine de l'annulaire, qui était le siège d'un abcès intra-osseux fusant vers la peau, est actuellement creusée dans sa moitié inférieure de trois géodes irrégulières, séparées par des travées osseuses, qui se sont réunies sur la face interne de l'os avec un séquestre isolé, situé à 1 demi-centimètre dans les parties molles.

Les autres lésions périostiques ont disparu sans laisser de traces appréciables.

Les lésions osseuses humaines, ainsi que nous l'avons indiqué précédemment, se trouvent décrites dans notre travail, soit au chapitre des symptômes et des formes cliniques, soit dans les observations. En conséquence, pour éviter des redites, nous n'en donnerons pas ici une description détaillée. Nous rappellerons simplement que, dans les cas où l'on a pu faire des constatations nécropsiques, on a observé les lésions suivantes :

Ostéite hypertrophiante primitive du tibia, avec épaississement périostique, dans le cas de Pierre Marie et Gougerot (obs. XIII) ;

Ostéomyélite du cubitus ayant déterminé la nécrose de l'os dans toute son épaisseur et une fracture spontanée, dans le cas de Bonnet (obs. XII) ;

Gomme intra-osseuse du tibia ayant amené la formation d'une véritable géode, et ouverte à l'extérieur par deux orifices aux contours nets et arrondis, dans l'observation de Lesieur et Marchand (obs. XXIX).

# ÉTUDE CLINIQUE

## I. — ÉTUDE CLINIQUE DES LÉSIONS OSSEUSES SPOROTRICHOSIQUES

L'intensité et la profondeur des altérations osseuses sporotrichosiques est variable ; tantôt le sporotrichum reste localisé au périoste, déterminant une simple réaction inflammatoire ou la formation d'un abcès ; tantôt il touche à l'os même, occasionnant une gomme ou un abcès intra-osseux, ou encore produisant une nécrose complète, une véritable ostéomyélite. On conçoit qu'à de telles variétés anatomo-pathologiques correspondent des signes cliniques différents. Nous étudierons de ce fait, successivement, les périostites, les gommes osseuses, les ostéomyélites sporotricho-siques ; nous exposerons les symptômes propres à chacune de ces localisations, en nous basant toujours sur des faits, sur des phénomènes relatés dans les observations que nous avons résumées. Mais, il nous faudra tenir compte aussi des aspects cliniques divers qui sont la résultante de la variabilité du siège des lésions, de l'adjonction à ces troubles de symptômes généraux ou de phénomènes graves, qui en compromettent l'évolution, ou encore de lésions concomitantes sous-cutanées ou musculaires de même nature.

En d'autres termes, après l'exposé des signes cliniques propres à la périostite, à l'abcès intra-osseux et à l'ostéomyélite sporotrichosique, nous ferons l'étude des modalités, des formes cliniques de ces altérations, basée sur les phénomènes généraux, l'évolution et les lésions concomitantes.

## A. — SYMPTOMES

### 1° Périostites.

**Début**. — La périostite sporotrichosique débute insidieusement ; elle peut passer inaperçue longtemps, et n'être reconnue que lorsque les lésions auront déjà une grosse importance. Dans un certain nombre de cas, c'est au cours de l'examen clinique et à l'occasion d'autres manifestations sporotrichosiques que la réaction périostée a été découverte. Il est des cas, cependant, où des crampes, des picotements, des douleurs vagues accompagnent l'apparition de la lésion périostée ; c'est ainsi que la malade de Druelle et Chadzynski (obs. IV) « a été avertie de sa présence par la douleur quelques jours avant le premier examen, quand la grosseur était toute petite ».

D'autres fois, c'est la tuméfaction de l'os où l'altération des téguments qui attirent l'attention du malade. « L'os grossissait », raconte la malade de Fage (obs. VIII), et cet auteur ajoute : « Il y avait de la tuméfaction et la peau était rosée et rouge... »

Ce sont là des signes rarement constatés, bien vagues

et bien peu caractéristiques. Le malade n'y prête généralement que peu d'attention, et ne vient consulter que lorsque le mal est en pleine évolution.

**Période d'état.** — Les phénomènes douloureux, les troubles locaux, empâtement, induration, gonflement de l'os, réaction des téguments, les données radiographiques, l'adénopathie, les signes fournis par l'exploration au stylet ou au bistouri, constituent à cette période un tableau symptomatique, dont il importe d'étudier et de préciser les détails.

a) *La douleur.* — Ce n'est pas là, à vrai dire, un signe de tout premier ordre ; mais il n'est point aussi rare que dans les sporotrichoses hypodermiques, et, bien souvent, a suffi, spontané ou provoqué, à attirer l'attention du malade ou du médecin sur la région profondément atteinte. Si, en effet, E. Velter (obs. XXIII) constate « l'indolence complète » de la lésion orbitopalpébrale de sa malade, si de Beurmann, Gougerot, Bith et Heuyer (obs. XXIV) ont noté « une masse indolente périostique au niveau du tibia » ; si F. Widal et Weill (obs. IX) signalent « une nodosité périostique de la face interne du tibia gauche, à peu près indolente », un certain nombre d'auteurs ont souligné le rôle de ce phénomène dans les cas qu'ils ont observés.

C'est ainsi que, dans l'observation de Fage (obs. III), « il existe une douleur assez vive au niveau de la malléole gauche » ; plus loin, cet auteur insiste sur ce point et indique que « la lésion est spontanément douloureuse ». Le malade de Druelle et Chadzynski (obs. IV) a souffert beaucoup : « Ses tumeurs deve-

naient douloureuses en grossissant, tout particulièrement celle du poignet droit » ; or, cette tumeur était
vraisemblablement une gomme périostée, ainsi, du
reste, que la tumeur du poignet gauche qui était
« excessivement douloureuse ». Même constatation
encore dans le cas de Jeanselme et Chevalier (obs. XXII)
où « la tubérosité antérieure du tibia gauche est doublée d'une exostose saillante et douloureuse ».

Bien plus nombreuses et significatives encore, sont
les observations où la douleur a été systématiquement
recherchée, et provoquée par la pression superficielle
ou profonde, ou par le mouvement.

Nous retrouvons ce signe dans l'observation III de
A. Fage où « la palpation exacerbe la douleur » et dans
celle de Druelle et Chadzynski où « l'exploration
arrache des cris à la malade, et provoque la défense
qui empêche de préciser les rapports avec le plan profond ». Sicard, Bith et Gougerot (obs. VII) observent
que « la lésion périostée est douloureuse à la pression ».
La palpation profonde et forte est parfois nécessaire
pour réveiller la douleur, ainsi que l'indique A. Fage.
« La palpation légère n'est pas douloureuse, la pression
au contraire, réveille une douleur assez vive, qui ne
s'irradie pas ». Signalons enfin, dans l'observation XXII
de Jeanselme et Chevalier, que « toute la face interne
du tibia est sensible à la pression », et que, dans le
cas de Bonnet (obs. XXVI) « la saillie ostéo-périostée
est un peu douloureuse à la pression. »

Le symptôme douleur doit donc être recherché par
le clinicien ; le repos et la fatigue ne semblent pas l'in-

fluencer ; on voit aussi qu'il ne présente pas d'irradia-
tions, et qu'il ne s'exacerbe pas la nuit.

*Tuméfaction.* — Il est assez fréquent d'observer une
augmentation de volume de la région malade.

Cette tuméfaction a été notée par de nombreux
observateurs ; Thibierge et Gastinet (obs. XI) constatent « à la face antérieure du tibia droit sur son tiers
supérieur, - une tuméfaction arrondie, régulière, du
volume d'une petite mandarine ». Velter (obs. XXIII)
écrit : « Du côté droit il existe une tuméfaction marquée de la moitié externe de la paupière inférieure ».

L'augmentation de volume du segment de membre
lésé peut être la résultante de tuméfactions importantes ; dans l'observation de Bonnet, par exemple
(obs. XXVI), on lit: « Le quart inférieur de l'avant-bras
gauche est augmenté de volume surtout dans le sens
transversal ». Chez le malade que nous avons observé
avec M. Lesieur, par suite de la réaction périostique,
« la jambe, au niveau de la tumeur, était légèrement
plus grosse que du côté opposé. On obtenait, en effet,
comme dimensions de la circonférence, 23 centimètres
du côté sain et 25 du côté lésé.

Il n'est pas surprenant que de pareilles lésions reten-
tissent sur les tissus superficiels et sur les téguments,
et que cette tuméfaction plus ou moins indurée et
fluctuante, et l'empâtement constaté par A. Fage
(obs. III), s'accompagnent d'altération des téguments.

*Altération des téguments.* — *Rougeur.* — C'est le
plus souvent par de la rougeur que se traduit la réaction cutanée.

« Le tégument qui recouvre l'empâtement est rosé »

chez la malade de A. Fage (obs. III); « la peau d'abord
normale devenait rouge et tendue » chez celle de
Druelle et Chadzynski (obs. IV). C'est de la rougeur
encore que constatent A. Fage (obs. VIII) : « Le tissu qui
recouvre la saillie est rose, rouge et aminci au niveau
de l'élément », et E. Velter (obs. XXIII) : « La peau
est rouge, lisse, non vascularisée ».

Notons encore un aspect assez spécial que nous
n'avons retrouvé dans aucun autre cas, et qui est
décrit par Druelle et Chadzynski au niveau de la
gomme du poignet qu'ils ont observée : « La gomme du
poignet droit, devenue fluctuante depuis plusieurs jours,
présentait à son centre une vésicule blanchâtre, comme
un soulèvement épidermique. »

*Palpation.* — La palpation superficielle permet,
assez souvent, de constater que le tégument est resté
normal ; dans d'autres cas, œdématié ou induré, il est
de nature à gêner beaucoup la palpation profonde.

L'accroissement, la déformation de l'os, dont cette
dernière peut rendre compte, sont tout à fait comparables à la périostite ou à l'hyperostose syphilitiques.

C'est là un point sur lequel il convenait d'insister dès
à présent, et que bien des observateurs ont noté.

Ce que l'on constate en général, c'est une tuméfaction
dure, mal limitée, avec de fréquentes irrégularités
de surface, tuméfaction qui, assez légère dans certains
cas, peut atteindre parfois « le volume d'une mandarine », ainsi que l'ont vu Thibierge et Gastinet
(obs. XI).

Ces caractères ressortent bien des citations suivantes.

Nous lisons encore, dans l'observation de Thibierge et Gastinet : « A la face antérieure du tibia droit, sur son tiers supérieur, il existe une tuméfaction arrondie, régulière, de consistance dure, faisant corps avec l'os sur lequel elle s'étale, et ressemblant étroitement à une hyperostose syphilitique ».

A. Fage (obs, VIII), donne une description très précise de l'hyperostose sporotrichosique qu'il a observée : « Lorsqu'on essaye de mobiliser la gomme, on se rend compte de son adhérence intime au plan profond. L'os sur lequel elle repose est le siège d'une déformation s'étendant sur une longueur de 8 centimètres, commençant à 2 centimètres de la pointe de la malléole tibiale pour finir insensiblement en haut et se continuer avec un tibia semblant normal. Il y a une hypertrophie irrégulière de l'os. La palpation révèle des saillies qui semblent comme des « coulées osseuses » et qui échappent à toute description méthodique. »

Même déformation de l'os dans l'obs. XXII de Jeanselme et Chevalier : « La tubérosité antérieure du tibia gauche est doublée d'une exostose saillante et douloureuse. Toute la face interne de cet os, dans sa moitié supérieure, est irrégulière, mamelonnée et sensible à la pression. »

Enfin de Beurmann, Gougerot, Bith et Heuyer (obs. XXIV) décrivent « une masse adhérente et accolée à l'os, et elle est limitée par un gros bourrelet dur, périosté.

Dans certains cas, la lésion évolue vers la suppuration, et il est possible de percevoir la fluctuation profonde. « La palpation montre qu'il existe une fluctuation nette », écrit Velter ; « la masse est fluctuante » dans le cas de de Beurmann, Gougerot, Bith et Heuyer (obs. XXIV). Fage enfin (obs. III), remarque « une tuméfaction arrondie, profondément fluctuante ».

La plupart des auteurs complètent cet examen de l'os, soit en ponctionnant au point saillant et fluctuant de la tuméfaction, soit en introduisant un stylet dans l'ulcération ou la fistule qui s'est spontanément produite, soit en examinant leur malade à la radiographie. Nous allons indiquer les résultats qu'ils ont obtenus, les signes qu'ils ont constatés par ces divers moyens.

*Ponction au bistouri ; exploration au stylet.* — La ponction, en donnant issue au pus, et en permettant ensuite l'introduction du stylet, les sensations accusées par ce dernier peuvent fournir de précieuses indications.

Nous devons noter la possibilité d'une ponction négative, rare il est vrai, mais observée par Druelle et Chadzynski (obs. IV), dans leur cas probable de lésion osseuse sporotrichosique. « La ponction au bistouri de la gomme crue du poignet droit n'ayant donné que du sang, la malade faisant opposition à une ponction répétée, n'eut pas de suite. »

Par contre, dans un certain nombre de cas, les données de l'exploration sont intéressantes. Dans l'observation de Fage (obs. VIII) « la pipette semble engagée dans une sorte de tissu fibreux assez résistant ». E. Velter (obs. XXIII) voit par l'exploration au stylet « qu'il existe une surface osseuse dénudée, au niveau du rebord orbitaire inférieur et externe, et sur la paroi externe de la cavité orbitaire, sur 2 centimètres environ en largeur et en profondeur ».

*Radiographie.*— Les données radiographiques sans être caractéristiques sont nettes et méritent d'être soulignées ; on les trouve exposées par A. Fage, par de Beurmann, Gougerot, Bith et Heuyer, et par Bonnet.

A. Fage s'exprime ainsi : « La radiographie du tibia gauche, de face et de profil, nous révèle des faits très intéressants. Elle confirme l'hypertrophie irrégulière de l'os que nous avions constatée par le palper... sur la face interne de l'os, il existe une bande sombre irrégulière, saillante, répondant exactement à la situation de la gomme et qui démontre indubitablement son origine périostée. »

Nous relevons dans l'observation XXIV de de Beurmann, Gougerot, Bith et Heuyer : « La radiographie ne montre pas de lésion réelle de la première phalange, mais un simple éclaircissement avec irrégularité du périoste... cette faible intensité des lésions périostiques est de règle dans les périostites sporotrichosiques. »

Enfin, M. Bonnet (obs. XXVI) observe à « la radiographie, un épaississement périostique du cubitus et du plateau tibial dans les points où ces os avaient paru tuméfiés à la palpation ».

En résumé, la radiographie donne lieu à des constatations intéressantes sur l'importance de la lésion, et permet de voir assez nettement la localisation essentiellement périostique.

Il nous reste à considérer maintenant le retentissement de ces manifestations périostiques de la sporotrichose sur l'appareil ganglionnaire et sur l'état général. A vrai dire, ce sont des phénomènes inconstants ; ils n'ont pas été signalés par les auteurs au début, de l'affection. On les a observés, quelquefois, à la période d'état de la maladie, et ils méritent de retenir l'attention.

*État des ganglions.* — Le plus souvent les lésions, périostiques ne s'accompagnent pas de réaction ganglionnaire appréciable.

On peut toutefois observer des ganglions, dont le volume dépasse de bien peu le volume normal.

C'est ainsi que dans l'observation XI, de Thibierge et Gastinet « les lésions ont à peine retenti sur les ganglions lymphatiques ; trois ou quatre ganglions dans l'aisselle sont appréciables à la palpation ». E. Velter (obs. XXIII) signale une « adénopathie préauriculaire » accompagnant une gomme périostée orbito-palpébrale.

Dans leur cas de « sporotrichose à foyers multiples » (obs. XXII), Jeanselme et Chevalier observent : « Ces lésions ont retenti sur les voies lymphatiques ; il y a quelques ganglions inguinaux, cervicaux, axillaires » ; et de Beurmann, Gougerot, Bith et Heuyer (obs. XXIV) notent « des ganglions inguinaux, petits et indolents ».

Enfin, il est très rare de constater une véritable adénopathie, comme dans le cas de Bonnet (obs. XXVI), où il est fait mention « d'une masse du volume d'une grosse noix, dans l'aisselle gauche ».

*Symptômes généraux.* — Il n'est pas douteux que, dans la plupart des observations de périostite sporotrichosique, l'état général du malade est satisfaisant.

Et de fait, dans les observations de A. Fage (obs. III et VIII), de Widal et Weill (obs. IX), de Landouzy (obs. XIX), de Bonnet (obs. XXVI), la localisation sporotrichosique n'a pas ou peu altéré la santé du malade.

Mais d'autre part, l'amaigrissement, l'affaiblissement, l'insomnie, l'inappétence et la température ont été signalés dans quelques cas.

Si dans le cas de de Beurmann, Gougerot, Bith et Heuyer (obs. XXIV), malgré la concomitance de gros abcès sporotrichosiques et des lésions sporotrichosiques du tibia et du doigt, « le malade, qui dit avoir maigri et se sentir fatigué, a un état général satisfaisant », il n'en est plus de même dans le cas observé par Druelle et Chadzynski (obs. IV): « le malade donne l'impression d'un état général grave, teint jaune paille, amaigrissement, affaiblissement nécessitant l'alitement, douleurs très vives, insomnie, inappétence ».

Dans l'observation de Thibierge et Gastinet (obs. XI). « l'état général du malade est médiocre, amaigrissement, teint pâle, œdème du visage... »

Enfin, chez le malade vu par Jeanselme et Chevalier, porteur, il est vrai, de gommes multiples, on a signalé « une poussée thermique aux environs de 38 degrés, presque tous les soirs ». De plus, « cet homme se sent faible, et dit avoir beaucoup maigri. Pas d'anémie. Perte de l'appétit ».

Tels sont les signes les plus communément observés, au cours des périostites osseuses ; nous ne pouvons que constater à nouveau qu'ils n'ont rien de bien caractéristique, et qu'ils présentent, sur bien des points, des ressemblances très grandes avec des lésions de natures différentes, notamment avec la périostite syphilitique.

**Terminaison**. — L'affection peut évoluer de deux façons différentes, et sans anticiper sur l'étude des formes cliniques, il est nécessaire d'indiquer brièvement les signes que peut constater le clinicien, à la période terminale de cette affection.

La régression pure et simple de la tuméfaction, la disparition de la rougeur et de l'empâtement, sous l'influence du traitement ioduré, sont communément observées : « la malléole n'est plus empâtée, ni douloureuse, après l'administration d'iodure » chez la malade de Fage (obs. III). La tumeur régresse assez rapidement, sans évoluer vers la périphérie, dans les cas de Widal et Weill, et de Thibierge et Gastinet.

Par contre, il arrive que ces gommes aboutissent à l'ulcération, à la fistulisation et à la suppuration, au point où la fluctuation a été nettement perçue. C'est le cas de la gomme observée par Druelle et Chadzynski (obs. IV), et du cas de de Beurmann, Gougerot, Bith et Heuyer. Une fois l'abcès et l'ulcération constitués, l'aspect de la lésion est tout à fait semblable à celui des gommes sous-cutanées ouvertes, dont l'étude a été faite très complètement, notamment par Gougerot, dans un article récent de *la Clinique* (14 avril 1911).

**2° Gommes osseuses et ostéomyélites sporotrichosiques.**

*A)* Gommes osseuses. — Ces gommes ou abcès intraosseux sont, après les gommes périostiques, les plus communément observées des altérations osseuses sporotrichosiques. Alors que les cas d'ostéomyélite sont rares, ainsi que nous l'indiquerons plus loin, nous avons pu relever, dans nos observations, un certain nombre de cas de ces gommes osseuses ; c'est ainsi que les cas étudiés par de Beurmann, Gougerot et Verne (obs. XV), par Sicard, Bith et Gougerot (obs. VII), par Fage (obs. VIII), par Josset-Moure (obs. X), par Lebar et Saint-Girons (obs. XVI), par Bruno-Bloch (obs. XVIII), par Faroy et Caraven (obs. XXI), par Curcio (obs. XXVII), par Lesieur et nous-même (obs. XXIX), nous ont permis d'établir le tableau symptomatique de cette altération profonde. Il est certain qu'en bien des points, notre description rappellera celle que nous venons de donner des périostites sporotrichosiques, mais il est des signes fournis par l'examen, par l'exploration au stylet, par la radiographie, dont on reconnaîtra les particularités ; d'autre part, il nous a semblé que l'état général était plus souvent compromis et plus troublé que dans les altérations superficielles de l'os.

**Début.** — Ici, comme pour les périostites, les éléments symptomatiques sont peu nombreux et peu précis. Il est très rare que les auteurs signalent une période prodromique ; le plus souvent, les malades sont venus porteurs de lésions importantes, et n'ont été avertis par aucun trouble prémonitoire de l'affection profonde dont ils étaient atteints.

Dans le cas de Lebar et Saint-Girons, par exemple (obs. XVI), c'est une « tuméfaction ulcérée de l'avant-bras » qui amène le malade à l'hôpital où l'on constate une ostéite du cubitus.

Toutefois, dans l'observation de de Beurmann, Gou-

gerot et Verne (obs. XV), quelques signes de début sont
indiqués par la malade : « Cette femme ressentit quelques petits élancements dans la profondeur de la jambe
gauche ; surtout nocturnes, ces douleurs n'étaient pas
exaspérées par la marche : pendant cinq mois elle ne
s'en préoccupa pas. En décembre 1908, elle s'aperçut
peu à peu de l'existence d'une tuméfaction profonde
qui était « dans l'os » ; la masse formait « un rond avec
un bourrelet dur » ; la peau restait blanche et souple. »

Dans le cas que nous avons observé avec M. Lesieur,
le malade « n'a souffert de son membre inférieur droit
et la marche n'est devenue un peu pénible », que lorsque
s'est formée une petite ulcération fistuleuse, par laquelle
s'écoula une certaine quantité de pus ; l'évolution du
sporotrichum dans l'os même n'avait donc été accompagnée d'aucun symptôme clinique appréciable.

On peut juger, par ces seuls cas, du peu d'intensité et
de la rareté des signes cliniques par lesquels débute
l'affection.

**Période d'état**. — A cette période, les signes vont
se préciser ; ils ne sont, il est vrai, guère plus caractéristiques que ceux des périostites sporotrichosiques, et
nous devons reconnaître qu'ils sont, pour la plupart,
observés dans des affections de nature différente.

*Douleur*. — Il ressort assez nettement des observations d'abcès intra-osseux que nous avons examinées,
que le symptôme douleur est peu fréquent, et qu'il n'a
point ici un rôle aussi important que dans les altérations périostiques dues à la même mycose.

Nous lisons en effet dans l'observation de de Beurmann, Gougerot et Verne (obs. XV) : « Toutes ces lésions sont à peu près indolentes, et seule la palpation forte est pénible. » D'autre part, Lebar et Saint-Girons constatent, dans leur cas d'ostéite du cubitus, que « l'os est légèrement douloureux à la pression ». Curcio (obs. XXVII) note bien que les « nombreuses localisations osseuses et ostéo-articulaires » qu'il a étudiées, « se formaient par nécrose ou par des formes de carie indolente ». Enfin, dans notre cas personnel, il nous paraît intéressant de souligner l'indolence de lésions aussi profondes et aussi importantes, et ce fait que la palpation forte seule réveillait une vague douleur au point lésé, sans aucune irradiation.

*Tuméfaction*. — Ce signe a été observé par Sicard, Bith et Gougerot (obs. VII) ; au niveau de la lésion qu'ils étudient, « à la palpation, le doigt sent une tuméfaction dure, très mal limitée, s'étendant en haut et en bas sur la face interne de l'os ».

Dans l'observation de Beurmann, Gougerot et Verne, la tuméfaction est très importante ; elle envahit toute la jambe et se complique d'un œdème mou assez étendu : « La jambe à sa partie inférieure, un peu au-dessus de la cheville, est tuméfiée en totalité ; la peau n'est rosée que sur la face interne et antérieure de la jambe, et c'est là que la tuméfaction est le plus marquée... »

Il est naturel que cette tuméfaction ait pour conséquence une déformation, un gonflement plus ou moins accusé du segment de membre lésé : on trouve, en effet, ce signe observé dans le cas de Lesieur et Marchand (obs. XXIX) : « La jambe à ce niveau est légèrement plus grosse que du côté opposé. On obtient, en

effet, comme dimensions de la circonférence, 23 centimètres du côté sain et 25 du côté lésé. »

La consistance de cette tuméfaction n'est pas toujours uniforme ; elle est « dure » dans le cas de Sicard,
Bith et Gougerot (obs. VII), et toutefois « l'on perçoit
un point fluctuant » ; uniformément dure au début,
dans le cas de de Beurmann, Gougerot et Verne
(obs. XV), elle ne tarde pas à devenir « ramollie et
suppurée », et plus loin, on lit : « en trois points, cette
masse est ramollie. »

Il n'est pas rare aussi, de constater en même temps la
tuméfaction et l'empâtement des tissus voisins. « Les
tissus voisins sont empâtés », écrivent Lebar et Saint-
Girons (obs. XVI). Lesieur et Marchand constatent le
même « empâtement de la région », et de Beurmann,
Gougerot et Verne (obs. XV), une importante « infiltration des parties molles ».

A la tuméfaction, que l'on pourrait appeler externe
correspond une tuméfaction profonde ; l'os lui-même
est gonflé, hypertrophié, et la palpation permettra
d'apprécier ses déformations.

*Palpation profonde ; déformation de l'os.* — Malgré
la tuméfaction, l'infiltration, l'œdème des tissus superficiels, une palpation attentive permet bien souvent de
sentir les déformations de l'os, les irrégularités, le gonflement, l'épaississement dont il est le siège.

Dans les localisations tibiales, cubitales ou radiales,
relativement fréquentes, ces symptômes sont aisément
perçus.

On les trouve décrits dans l'observation XVI de
Lebar et Saint-Girons : « L'os sous-jacent est augmenté

de volume sur une longueur de 6 à 8 millimètres. » Et plus loin : « Le cubitus reste augmenté de volume. » Lesieur et Marchand (obs. XXIX) « sentent nettement sur le tibia un gonflement de l'os, qui est bosselé et irrégulier... ».

La description de de Beurmann, Gougerot et Verne (obs. XV), à propos de leur observation d'une ostéo-myélite gommeuse tibiale, est très précise et rend compte très exactement des impressions fournies par la palpation profonde. « Au-dessous de l'œdème, on sent une tuméfaction dure, arrondie, envahissant toute la largeur de la jambe, siégeant à l'union du tiers infé-rieur et du tiers moyen du tibia. Son bord inférieur, facile à délimiter, est à 4 centimètres au-dessus de la pointe de la malléole interne. C'est un bourrelet épais, dur et saillant, qui fait corps avec l'os, ainsi que s'en assure le doigt, qui, partant de la malléole tibiale, suit la face interne du tibia. En arrière et en dedans, la limitation est aussi brusque, et l'on retrouve le même bourrelet osseux, dur et épais ; du fait de cet épaissis-sement, le bord postéro-interne de l'os est reporté en arrière..... En déprimant lentement et doucement l'œdème sous-cutané, on parvient à explorer le centre de la lésion ; le doigt sent une surface dure, irrégulière, qui est manifestement la surface osseuse hypertro-phiée. »

Ces altérations de l'os, son hypertrophie, la périostite concomitante, le gonflement, et aussi la tuméfaction et l'infiltration des tissus sous-cutanés ont leur reten-tissement sur les téguments, et il semble que ces der-niers soient le siège de réactions plus fréquentes et plus

considérables que dans les cas où la localisation sporotrichosique s'est faite sur le périoste.

*Altération des téguments : rougeur, œdème, fistules
et ulcérations.* — Alors que, dans le cas de Sicard,
Bith et Gougerot (obs. VII), il n'est constaté qu' « un
empâtement et une rougeur diffuse de la peau »; les
lésions cutanées et superficielles occupent une place
assez importante dans les observations de de Beurmann, Gougerot et Verne (obs. XV), et dans celle de
Lesieur et Marchand (obs. XXIX). Dans la première de
ces études, on trouve décrites toutes les altérations
successives dont la peau peut être le siège pendant
l'évolution de la gomme osseuse : teinte rosée du début,
puis rougeur violacée et pigmentation qui précèdent
et accompagnent le ramollissement de la lésion; enfin,
œdème concomitant mou et blanchâtre, puis ulcérations et fistules.

« La peau resta blanche et souple pendant quelques
mois », observent les auteurs; puis, le centre de la
masse empâtée commençant à se ramollir, « la peau
est adhérente et rouge ». Lorsque la lésion est ramollie
et suppurée,« la peau desquame un peu; elle est à la
fois violacée et légèrement pigmentée, avec un reflet
cuivré ; la teinte rosée s'étend sur une largeur de 8 centimètres et se perd insensiblement dans la peau blanche
environnante ».

Lesieur et Marchand constatent aussi la teinte
« rouge violacé et une zone inflammatoire » autour de
petites fistules de la jambe.

Quant à l'œdème que ces derniers ont décrit, « descen-
dant jusqu'aux malléoles », il est assez étendu dans

l'observation de de Beurmann, Gougerot et Verne ;
c'est un « œdème mou dans lequel le doigt s'enfonce
facilement. Cet œdème diffus, indolent, envahit l'hypoderme et les muscles environnants ; il remonte sur la
face interne du tibia jusqu'à mi-jambe. En bas, au
contraire, il s'arrête brusquement au niveau du bourrelet transversal que nous avons signalé. »

Enfin, il est à peine besoin d'insister sur les ulcérations ou fistules ; parfois, la gomme s'ouvre largement
et donne naissance à une ulcération large, telle que l'ont
décrite Lebar et Saint-Girons (obs. XVI) : « L'ulcération mesure 2 centimètres de longueur sur 1 centimètre de largeur ; elle est ovalaire, un peu décollée, à
fond sanieux, saignant facilement, et laissant s'écouler
spontanément une sérosité un peu louche » ; mais,
d'autres fois, les orifices fistuleux sont très petits, plus
ou moins recouverts de croutelles ou de squamules ; dans
le cas de de Beurmann, Gougerot et Verne (obs. XV),
« on aperçoit, sous des squamules, deux petits pertuis
fistuleux, d'un millimètre de diamètre à peine..., si petits
que, seul l'écoulement du pus nous a révélé leur présence » ; et dans notre observation (obs. XXIX) « il
n'y a plus qu'un petit trajet fistuleux par lequel la
pression fait sourdre du pus... Cet orifice est entouré
d'une petite ulcération, à bords irréguliers et déchiquetés ».

C'est par ces orifices que la lésion sera utilement
explorée au stylet, ainsi que nous allons le voir maintenant.

*Exploration au stylet ; ponction au bistouri.* —
Lebar et Saint-Girons (obs. XVI), ont utilisé le stylet

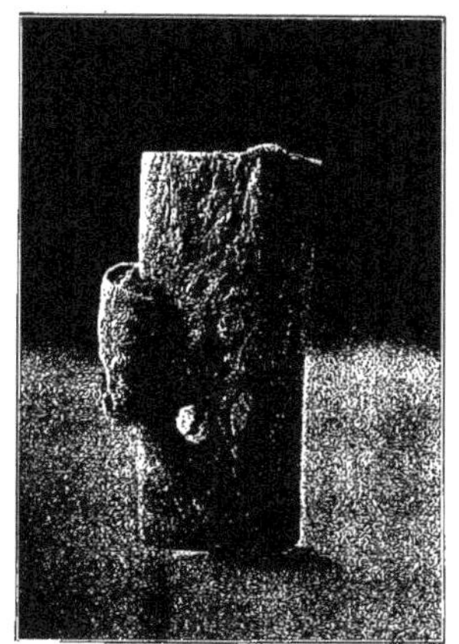 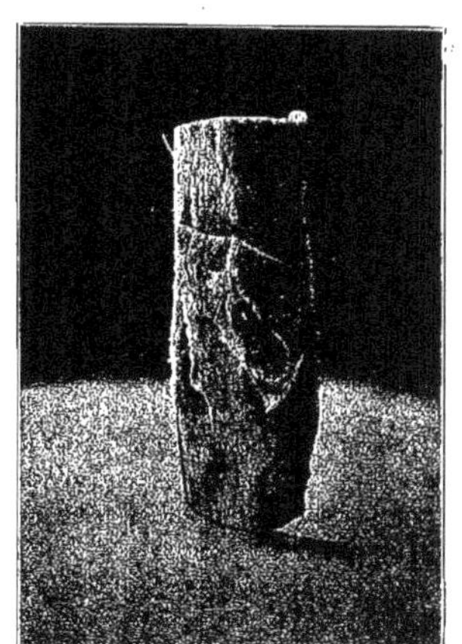

Gomme osseuse du tibia.

(Obs. XXIX. — Lesieur et Marchand).

(Nous devons ces excellentes photographies à l'obligeance du merveilleux artiste qu'est notre vieil ami le Dr A. Gide, de Gex. Nous sommes heureux de lui en exprimer ici nos plus vifs remerciements).

dans leur observation d'ostéite du cubitus ; Lesieur et Marchand (obs. XXIX) sont arrivés, par cette exploration, sur « l'os très irrégulier, bosselé, et dans lequel il semble que l'on pénètre ».

Cette recherche paraît bien devoir donner des indications intéressantes dans les cas de fistules et d'ulcérations, offrant un passage naturel à l'instrument.

Lorsque la gomme tardera à s'ouvrir, la ponction au bistouri, mentionnée dans les observations de Sicard, Bith et Gougerot, et de de Beurmann, Gougerot et Verne sera, outre un moyen thérapeutique, un procédé de diagnostic et aussi d'exploration intéressant.

*Radiographie.* — On verra, par les descriptions qui ont été données par les observateurs, quels services peuvent rendre les examens radioscopiques, dans l'étude des gommes osseuses sporotrichosiques.

En général, ce que l'on voit surtout, ce sont des hyperostoses, et des zones claires dues à la raréfaction du tissu osseux, qui ressemblent beaucoup aux aspects radiographiques des lésions syphilitiques et tuberculeuses.

A. Fage (obs. VIII) observe déjà, à l'occasion d'une gomme périostée tibiale : « Au milieu de l'épiphyse, il existe une zone claire dont l'accentuation paraît anormale, et qui peut être en rapport avec une raréfaction du tissu spongieux. »

Les observations suivantes sont plus nettes et catégoriques : on lit dans le cas de de Beurmann, Gougerot et Verne (obs. XV) : « La radiographie montre que le tibia est pris en masse sur une hauteur de 90 millimètres environ ; la diaphyse est déformée et très

épaissie ; son diamètre transversal est de 47 millimètres
au point le plus large de la lésion, alors qu'au-dessus
il est de 28 millimètres et, au collet sous-malléolaire
de 37 millimètres. Au niveau du foyer, le diamètre
antéro-postérieur de l'os est plus large. Les bords du
tibia sont déformés, le bord antérieur est proéminent,
irrégulier ; les deux bords postérieur et interne sont
fortement élargis et méconnaissables, le postéro-externe
surtout. La radiographie met en évidence le siège
intra-osseux du foyer. Au centre de la tuméfaction
globale fusiforme du tibia, on aperçoit sur la radiographie frontale une aire transparente ovoïde, à bords nets
entourée d'os compact, noir sur la radiographie. Cette
aire, haute de 35 millimètres, large de 20 millimètres,
correspond à la collection suppurée, et l'on voit sur le
fond de sa paroi, trois zones claires qui correspondent
aux points de perforation de l'os compact et aux gommes périostées ramollies que l'on sent à la palpation.
Sur la radiographie latérale, l'aire claire de l'abcès
intra-osseux est haute de 50 millimètres, large de
32 millimètres, et l'on voit l'abcès pointer vers le
bord intérieur de l'os, miner le bord intérieur et le
perforer au point le plus saillant. »

Dans le cas de Lebar et Saint-Girons (obs. XVI), la
radiographie a montré « une légère dépression du bord
interne, tandis que, de part et d'autre, le périoste est
soulevé ».

Bruno-Bloch (obs. XVIII) a vu à la radiographie
« une ostéite de la partie supérieure du sternum et du
segment interne de la clavicule droite ».

Enfin, Lesieur et Marchand (obs. XXIX) s'expri-

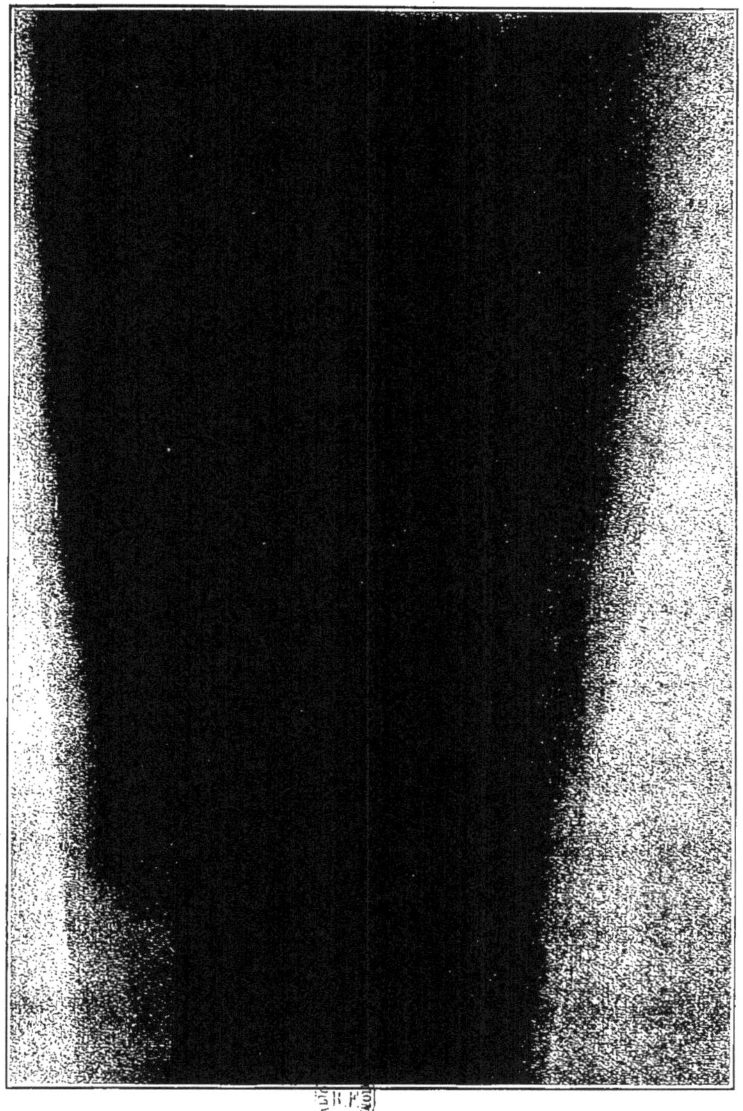

Radiographie. — Abcès intra-osseux sporotrichosique du tibia.
(Obs. XXIX. — Lesieur et Marchand).

ment ainsi : « La radiographie montre au niveau de la plaie une lésion du tibia, ovalaire, à grand axe parallèle à celui de l'os, ayant environ 2 centimètres de haut et 1 centimètre de large, et caractérisée sur la plaque par une tâche sombre ; tout à côté de celle-ci sur la face externe du tibia, une autre tache plus claire, mais plus vaste et plus élevée va jusqu'au périoste, renflé à ce niveau et à quelques centimètres au-dessus et au-dessous ».

*État des ganglions.* — Ces lésions osseuses, de même que pour la périostite s'accompagnent, le plus souvent, d'une réaction ganglionnaire nulle ou tout au moins faible. Il n'y a pas de grosses réactions, pas de grosses inflammations des ganglions.

Il n'est fait mention d'aucune masse ganglionnaire dans les cas de de Beurmann, Gougerot et Verne (obs. XV), de A. Fage (obs. VIII), de Sicard, Bith et Gougerot (obs. VII), de Bruno-Bloch (obs. XVIII), de Faroy et Caraven (obs. XXI)

Mais, d'un autre côté, « un ganglion sus-épitrochléen non douloureux » est signalé par Lebar et Saint-Girons (obs. XVI) ; Curcio a observé (obs. XXVII) « une pléiade ganglionnaire aux aines : ce sont des ganglions arrondis, indolents, mobiles entre eux et sur les tissus voisins ».

Enfin, il existe « un ganglion inguinal du côté droit, gros comme une noisette, et roulant sous le doigt » chez le malade observé par Lesieur et Marchand.

On peut donc dire que la réaction ganglionnaire n'est pas ici proportionnée à l'importance des lésions.

Il semble aussi que ces manifestations osseuses

sporotrichosiques n'ont pas une influence considérable
sur l'état général du malade.

*Symptômes généraux.* — En effet, si les malades
de Curcio et de Bruno-Bloch présentent, comme nous
le verrons, des troubles graves, il est à constater que dans
bon nombre d'observations, la santé de ces sporotrichosiques n'est pas sérieusement altérée.

Sicard, Bith et Gougerot (ob. VII), Lebar et Saint-
Girons (obs. XVI), Faroy et Caraven (obs. XXI),
Lesieur et Marchand (obs. XXIX) signalent le bon
état général des individus qu'ils ont observés. Dans le
cas de de Beurmann, Gougerot et Verne (obs. XV) « la
santé générale n'a été troublée à aucun moment, et
cette lésion osseuse est la seule détermination appréciable de la mycose ».

Quant aux sujets observés par Bruno-Bloch et
Curcio, ils sont, incontestablement, très gravement
atteints ; est-ce là le fait des lésions multiples concomitantes de l'ostéite? Nous n'avons pas à le discuter
ici, et nous nous bornerons, pour l'instant, à rappor-
ter les signes observés :

« Le malade, observé par Bruno-Bloch, a eu une
sporotrichose évoluant avec des symptômes généraux
graves : fièvre, douleurs diffuses, violentes dans les
os, les jointures, les muscles, avec insomnie, anorexie,
lassitude et amaigrissement, déterminant une leucocytose notable ; diazo-réaction d'Ehrlich positive ». Et on
lit, dans le cas de Curcio « le malade, pendant tout le
cours de la maladie, avait eu de la fièvre vespérale,
oscillant autour de 38° et commençant par des frissons.
Il était très anémié ; on comptait 1.400.000 hématies ;

8.000 leucocytes avec une proportion de 4 o/o d'éosinophiles. »

Si donc, le plus souvent, l'état général des malades
atteints de gommes osseuses sporotrichosiques n'est
pas compromis, il est hors de doute que des troubles
graves, une véritable cachexie, peuvent assombrir le
pronostic.

*b)* OSTÉOMYÉLITES SPOROTRICHOSIQUES. — Nous
voulons décrire, sous cette appellation, des cas où il y
a eu véritable infiltration gommeuse amenant la destruction très étendue du tissu osseux.

Le mot d'ostéomyélite n'est peut-être pas très
exact ; nous l'employons à défaut d'autre, et parce
qu'il a été employé dans le même sens, par les auteurs
classiques, pour caractériser certaines formes de
syphilis osseuse.

Nous abordons ici l'étude des cas où l'os est lésé
dans toute son étendue, où il subit une destruction, une
nécrose telles que la fracture spontanée peut en résul-
ter. L'os est véritablement rongé de la moelle au périoste ;
il cassera même en l'absence de tout traumatisme. Ce
sont donc là des manifestations sporotrichosiques très
différentes de l'abcès intra-osseux, lésion bien limitée,
n'amenant qu'une destruction osseuse très localisée et
l'on comprendra que nous ayons fait une place à part
à ces ostéomyélites. Il convient de remarquer que ces
cas sont exceptionnels, et notre description clinique est
basée sur un nombre très restreint d'observations.

L'observation de Bonnet (obs. XII) est absolument

typique ; il nous a semblé que l'observation de Pierre Marie et Gougerot (obs. XIII) où la coque et la moelle osseuses sont complètement altérées, pouvait lui être rattachée. Les lésions très graves des doigts observées par Lagoutte et Briau (obs. XIV) sont, peut-être bien aussi, le fait d'une ostéomyélite sporotrichosique.

**Début.** — Sans cause apparente, sans traumatisme, l'affection apparaît et, rapidement, elle se manifeste par des douleurs vives et par une tuméfaction nette.

Les troubles ressentis par le malade de Bonnet ne remontent guère qu'à trois semaines. « Dans l'avant-bras gauche, il se mit à ressentir des douleurs mal limitées, occupant une grande étendue..... Ces douleurs allaient augmentant progressivement, tandis que s'installait une tuméfaction diffuse du membre. »

Assez rapidement, ces symptômes amènent à des constatations cliniques intéressantes.

**Période d'état.** — *Douleur.* — En raison de l'état comateux dans lequel se trouvait le malade observé par Pierre Marie et Gougerot, il fut impossible à ces auteurs « de noter si la lésion était douloureuse ».

Par contre, Bonnet (obs. XII) insiste sur l'intensité de ce symptôme. « Depuis huit jours, la douleur est telle qu'il garde cet avant-bras en écharpe, sans jamais y faire aucun mouvement. » On pouvait, du reste, constater que « la pression était douloureuse sur toute la moitié supérieure du cubitus, et que les mouvements

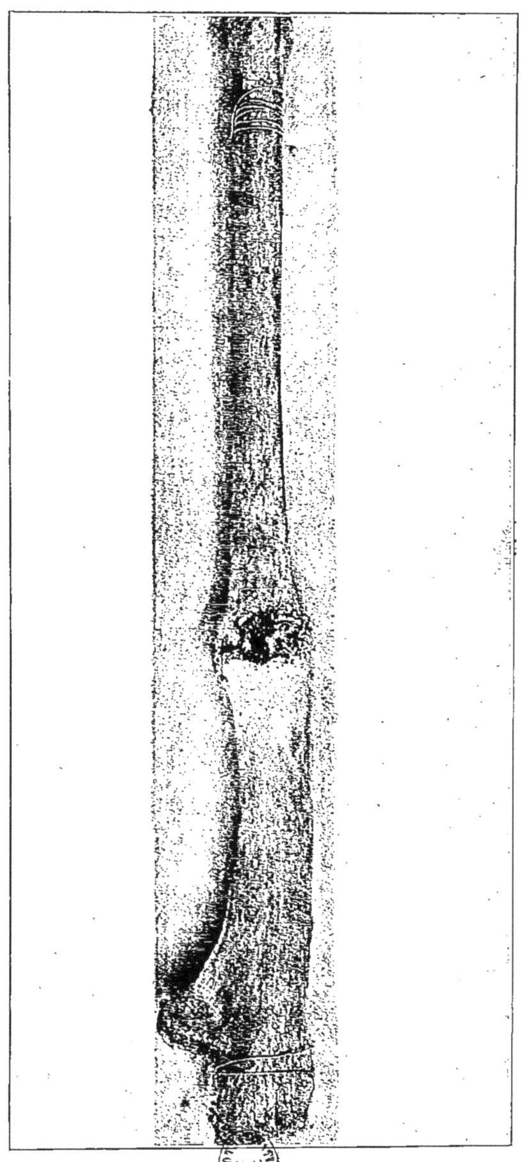

Ostéomyélite sporotrichosique du cubitus.
(Obs. XII. — M. Bonnet).
(Le traitement ioduré avait sensiblement amélioré cette lésion
et consolidé la fracture).

(Photographie de la collection du Dr Bonnet)

de l'avant-bras, surtout ceux de pronation et de supination étaient douloureux ; cette douleur siégeait, non
dans les articulations, mais dans la portion malade du
cubitus ». De plus « les mouvements des doigts pro-
duisaient une légère douleur dans la région indiquée ».
Plus loin, l'auteur ajoute « la lésion de l'avant-bras
gauche resta très douloureuse les premiers jours, si bien
que j'hésitais à le faire passer en chirurgie. » Cette
observation précise donne nettement le siège de la
douleur au niveau de la lésion ostéomyélitique.

*Tuméfaction et palpation profonde.* — Les lésions
qui donnent lieu à des signes douloureux aussi intenses, s'accompagnent d'une tuméfaction appréciable,
qui correspond au gonflement, aux déformations de la
substance osseuse, et tient, comme pour les gommes,
autant à l'ostéomyélite même qu'à la périostite de
voisinage.

On lit dans l'observation de Bonnet : « A l'avant-bras
gauche, en arrière, on voit une saillie diffuse, allongée
dans le sens de l'axe du membre ». A cette saillie correspond l'altération osseuse : « la palpation montre
qu'elle est constituée par un gonflement dur, faisant
corps avec le cubitus, dont il occupe la moitié supérieure ; il s'agit d'une tuméfaction ostéo-périostique ».

On lit, d'autre part, dans l'observation de Pierre
Marie et Gougerot (obs. XIII) : « La palpation de la
jambe avait révélé un épaississement en masse de la
partie moyenne de la diaphyse tibiale droite..... » Et,
plus loin : « Le tibia est épaissi à sa partie moyenne ;
il fait saillie à la face interne de la jambe ; l'os est
pris en masse ; la déformation de 8 centimètres environ

de longueur est fusiforme, et sa surface semble lisse. »

Quelles altérations des téguments superficiels accompagnent ces lésions profondes ?

*Téguments. Œdème.* — Il ne paraît pas, d'après l'observation clinique, que d'importantes réactions cutanées soient liées à ces ostéomyélites. Il n'y a pas de changement de couleur, pas de pigmentation, pas de rougeur, mais par contre, on peut constater un œdème mou assez étendu, de même que l'on a vu ce signe dans les abcès intra-osseux sporotrichosiques.

« La peau est restée normale et n'adhère pas au tibia », dans le cas de Pierre Marie et Gougerot. Et l'observation de Bonnet dit bien qu' « il n'y a pas de changement de coloration de la peau », et que « celle-ci, tout en n'étant pas complètement libre sur la tuméfaction, n'est cependant pas rouge ».

Par contre, « l'avant-bras présente, dans toute son étendue, mais surtout dans sa partie supérieure un peu d'œdème mou », et cet « œdème persistera, malgré que le salicylate de soude ait, à un moment, paru le diminuer ».

L'évolution de ces deux cas s'est faite sans ulcération et sans fistulisation ; il est vrai qu'elle a été arrêtée chez l'un par le traitement, chez l'autre par l'apoplexie intercurrente ; nous ne saurions donc insister ; il est vraisemblable que ces lésions profondes ne gagnent que très lentement la superficie.

*Radiographie.* — L'examen de ces ostéomyélites à la radiographie est intéressant ; il permet d'apprécier la profondeur de la nécrose, et son importance. Il a montré dans l'observation de M. Bonnet, que les alté-

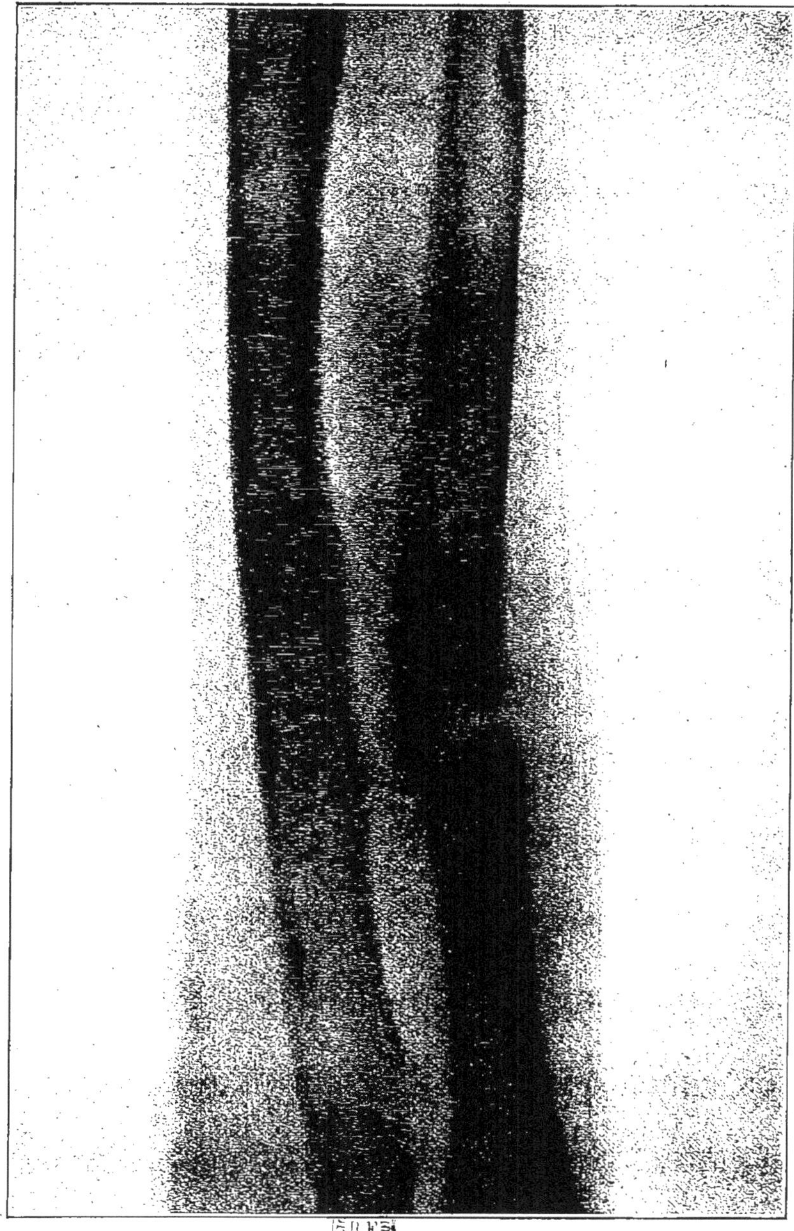

Ostéomyélite sporotrichosique du cubitus, suivie d'une fracture spontanée.
(Obs. XII. — M. Bonnet). Radiographie faite au moment de la fracture.

(Collection du D<sup>r</sup> Bonnet).

rations ostéomyélitiques sporotrichosiques avaient produit une destruction de toute l'épaisseur de l'os avec raréfaction osseuse dans le voisinage et production d'une fracture spontanée.

D'après M. Destot, cette destruction osseuse rappelait beaucoup ce que l'on voit dans les tumeurs malignes des os.

Le trait de fracture était net, et l'os au voisinage de celle-ci, présentait du gonflement et de la déformation.

*Réaction ganglionnaire.*— Les ganglions ne présentent pas une inflammation qui soit en rapport avec ces importantes nécroses osseuses. La réaction ganglionnaire était nulle dans l'observation de Bonnet.

Pierre Marie et Gougerot signalent chez leur malade « une adénite inguinale ; les ganglions étaient mobiles, non hypertrophiés ».

*Symptômes généraux.*— Le retentissement des lésions osseuses ostéomyélitiques sur l'état général du malade est possible. Dans l'observation de Bonnet, « l'apyrexie absolue » au début, fait que l'on « hésite à faire passer le malade en chirurgie ». Assez rapidement cependant, son état général s'altère ; le malade s'affaiblit et se cachectise. et ces troubles graves pouvaient être attribués « ausssi bien à ses troubles cardiaques, et à son infection sporotrichosique ».

Si l'on rapproche cette observation de celle de Lagoutte et Briau (obs. XIV), en admettant que ce cas puisse être rangé parmi ceux que nous étudions ici, on est frappé de retrouver des phénomènes généraux, perte d'appétit, affaiblissement, température. syncopes, qui aboutissent à une véritable cachexie.

Il serait certes excessif de tirer de là des conclusions
formelles ; mais, il semble bien permis de penser que
le cas type de M. Bonnet ne restera pas isolé, et que
l'observation des ostéomyélites sporotrichosiques pré-
cisera les symptômes sur lesquels nous avons insisté :
douleurs vives, tuméfaction, données radiographiques,
possibilité de fracture spontanée, et enfin troubles généraux graves.

### B.— FORMES CLINIQUES

Les symptômes que nous venons d'étudier ne se
présentent pas régulièrement et intégralement au cours
des périostites, des ostéites ou ostéomyélites sporotrichosiques, autrement dit l'aspect clinique de ces localisations est variable ; le siège des lésions, les symptômes
graves, l'évolution et la concomitance des gommes
sont autant de facteurs susceptibles d'expliquer cette
variabilité des formes cliniques.

#### 1° — Formes cliniques suivant le siège des lésions

L'expérimentation, chez l'animal, montre que les
lésions sporotrichosiques osseuses sont surtout observées au voisinage des articulations du poignet et tibio-
tarsienne. Chez l'homme, il en est de même : le tibia
dans son tiers inférieur, le cubitus et le radius près du
poignet, sont le siège habituel des lésions osseuses, et
cette prédilection du sporotrichum est aussi marquée
dans les cas de périostites que dans les observations
d'abcès intra-osseux et dans les ostéomyélites. C'est là
un fait sur lequel nous reviendrons dans notre étude de

l'expérimentation, mais qu'il nous a paru intéressant d'indiquer ici. C'est du reste aussi, le siège de prédilection des lésions syphilitiques, dont la sporotrichose se rapproche déjà à tant de points de vue.

*a)* **Périostites.**

α. *Périostite du tibia.*— Ces localisations sont très fréquentes ; nous en relevons huit cas observés par A. Fage (obs. III et VIII), par Sicard, Bith et Gougerot (obs. VII), par Widal et Weill (obs. IX), par Thibierge et Gastinet (obs. XI), par Jeanselme et Chevalier (obs. XXII), par de Beurmann, Gougerot, Bith et Heuyer (obs. XXIV), par Bonnet (obs. XXVI).

La lésion s'étend souvent sur quelques centimètres, un peu au-dessus de la malléole. Ainsi, c'est au niveau de la malléole interne gauche que A. Fage constate une tuméfaction, dans sa première observation (obs. III) ; dans son second cas, le gonflement de l'os apparaît « à 4 centimètres au-dessus de la pointe de la malléole tibiale gauche ». Les malades que virent Sicard, Bith et Gougerot, de Beurmann, Gougerot, Bith et Heuyer présentaient des localisations au niveau du tiers inférieur de la jambe.

Cependant, il n'est pas rare d'observer des altérations semblables au tiers supérieur, et près du plateau tibial : nous pouvons citer les cas de Widal et Weill, où la localisation s'est faite à « 8 centimètres au-dessous de la rotule », de Thibierge et Gastinet, de Jeanselme et Chevalier, où le sporotrichum s'est localisé au tiers supérieur du tibia. Enfin, dans le cas de

Bonnet (obs. XXVI), le plateau tibial est nettement gonflé et tuméfié.

Ajoutons qu'il ne paraît pas y avoir de prédilection pour tel ou tel côté, et que le tibia gauche est lésé quatre fois, et le tibia droit quatre fois aussi.

Nous ne ferons ici que le résumé des signes cliniques propres à cette forme ; elle a servi de type à notre description symptomatique des périostites : la douleur, souvent violente, la tuméfaction, l'altération des téguments, rougeur, ulcérations et fistules, la palpation de l'os permettant de constater l'adhérence de la tuméfaction aux plans profonds, la ponction au bistouri, l'exploration au stylet, les données radiographiques, les troubles généraux quelquefois constatés sont des signes communément observés dans ces périostites, si semblables cliniquement aux périostites syphilitiques.

Ces gommes peuvent rester latentes pendant un certain temps, puis se résorber sous l'influence du traitement ioduré, comme dans le cas de Fage (obs. III), où la « malléole gauche n'est plus ni empâtée ni douloureuse » après l'administration d'une assez forte dose d'iodure de potassium.

Dans le second cas de cet auteur (obs. VIII), il y a eu ponction au centre de la tuméfaction ; quelques gouttes de pus seulement sont sorties ; l'iodure amène rapidement une amélioration : « la tumeur s'affaisse, ce n'est plus qu'une saillie non fluctuante ».

Il n'y a pas d'abcès, pas d'ulcération, dans le cas de Widal et Weill (obs. IX) et vraisemblablement, la tumeur a régressé sous l'influence du traitement sans

s'abcéder. On peut faire la même constatation dans le
cas de Thibierge et Gastinet (obs. XI) : ces auteurs
ne signalent pas que la gomme périostée se soit ulcérée
ou abcédée.

Par contre, il est bien évident que la gomme périostée, observée par de Beurmann, Gougerot, Bith et
Heuyer, tend à s'abcéder et à s'ulcérer.

Dans cette forme clinique des lésions osseuses, la
gomme ulcérée et abcédée est donc plutôt rare.

β. *Périostite du radius et du cubitus.* — Cette
forme a pour siège, comme nous l'avons indiqué, l'extrémité inférieure du radius et du cubitus. La périostite
radiale paraît être la plus fréquente : elle a été observée
au radius droit et au radius gauche, dans le cas de
Druelle et Chadzynski (obs. IV).

Bonnet (obs. XXVI) a constaté chez son malade une
périostite cubitale, « au quart inférieur de l'avant-bras ».

Le siège seul de ces manifestations sporotrichosiques
mérite qu'on s'y arrête. Dans le cas de Druelle et
Chadzynski (obs. IV), la périostite a produit « au
poignet droit, au niveau de l'apophyse styloïde du
radius, une gomme du volume d'un gros petit pois,
semblant adhérer au plan sous jacent... Quant à la
gomme ulcérée de la région correspondante gauche,
elle mesure environ 3 centimètres sur 2 centimètres et
demi. »

Dans le cas de Bonnet (obs. XXVI) « le quart inférieur de l'avant-bras gauche est augmenté de volume,
surtout dans le sens transversal. La palpation montre
une tuméfaction du cubitus ; on a l'impression d'un
épaississement de 1 centimètre, occupant environ

3 travers de doigt de long : cette saillie ostéo-périostique est un peu douloureuse à la pression. Le mouvement de supination est très légèrement diminué ».

Nous ne répèterons pas ici les symptômes des périostites que'on retrouve dans ces cas. L'évolution de la
gomme vers la superficie s'est faite dans le cas de
Druelle et Chadzynski ; il n'y a qu'un épaississement,
qu'une tuméfaction osseuse, et pas d'abcès dans le cas
de Bonnet.

γ. *Périostite orbito-palpébrale et frontale.* — Il
semble que le frontal soit aussi un des sièges de prédilection des périostites sporotrichosiques ; on peut même
préciser et dire que la lésion se produit le plus souvent
au niveau de son apophyse orbitaire externe.

Dans l'observation de Fage (obs. III). on lit : « Au
niveau de l'apophyse orbitaire externe du frontal
gauche, on remarque une tuméfaction arrondie, profondément fluctuante ».

Landouzy a observé (obs. XIX) chez une femme, une
« gomme périostée du frontal ». Dans le cas de E. Velter
(obs. XXIII), l'altération siège « au niveau du rebord
orbitaire inférieur et externe, et sur la paroi externe de
la cavité orbitaire, sur 2 centimètres environ en largeur
et en profondeur ».

Bonnet, à l'occasion de la sporotrichose du cubitus,
qu'il a étudiée (obs. XII), a pu noter « au-dessus de la
queue du sourcil gauche, une tumeur adhérente à l'os,
arrondie, indolore... Cette tumeur était fluctuante et
avait le volume d'une petite noix ; on la ponctionna
avec une seringue et on retira du pus qui fut immédiatement ensemencé ».

Enfin, dans l'observation de Lesieur et Marchand (obs. XXIX), il est fait mention d'un abcès qui évolua trois ans avant la lésion tibiale, et fut opéré ; il siégeait aussi au niveau de l'apophyse orbitaire externe du frontal ; il est permis de faire un rapprochement entre les localisations que nous étudions et cet abcès, et de supposer que la nature de ce dernier était peut-être la même que celle de l'ostéite tibiale.

Tuméfaction, gonflement osseux appréciable à la palpation et au stylet, réaction des téguments, et inflammation du ganglion préauriculaire dans le cas de Velter, tels sont les signes du début de l'affection. La tuméfaction tend le plus souvent au ramollissement et à la fluctuation ; elle s'ulcère et se fistulise, si un traitement n'a pas amené la régression des lésions.

*ð. Périostite des os courts.* — De Beurmann, Gougerot, Bith et Heuyer (obs. XXIV), et Balzer et Burnier (obs. XXV) décrivent deux cas de localisations sporotrichosiques des phalanges, figurant très exactement la « spina-ventosa tuberculeuse ». Du fait que dans un cas la radiographie « ne montra pas de lésion réelle de la première phalange, mais un simple éclaircissement avec irrégularité du périoste », et que dans le second « la radiographie ne montra aucune lésion du squelette du cinquième doigt » on pouvait conclure qu'il s'agissait là surtout de lésions périostiques. Or, récemment, Darbois et Chevalier (obs. XXVIII) ont attiré à nouveau l'attention sur ces formes de spina-ventosa et montré les altérations profondes du squelette des doigts. Sans vouloir nier la prédominance des lésions périostiques, nous avons cru devoir rapprocher tous ces cas, et nous les décrirons dans les formes cliniques des ostéites sporotrichosiques.

*b)* **Ostéites et ostéomyélites.**

α. *Ostéites et ostéomyélites des os longs.* — C'est encore au tibia que se rencontrent le plus souvent les gommes et abcès intra-osseux.

Ce sont des ostéites tibiales qu'ont observées Sicard, Bith et Gougerot (obs. VII) ; Josset-Moure (obs. X) ; de Beurmann, Gougerot et Verne (obs. XV) ; Lesieur et Marchand (obs. XXIX).

L'ostéite du cubitus est signalée une fois par Lebar et Saint-Girons (obs. XVI).

Enfin, il convient de mentionner un cas très intéressant de Bruno-Bloch (obs. XVIII), où la clavicule et le sternum furent le siège de l'ostéite.

Il n'est pas possible d'indiquer le siège de prédilection des ostéomyélites sporotrichosiques : située à la partie moyenne du tibia, dans le cas de Pierre Marie et Gougerot (obs. XIII), elle siégeait à l'union du tiers supérieur et du tiers moyen du cubitus, dans le cas de Bonnet.

Nous renvoyons pour la description de ces formes au tableau symptomatique que nous avons fait pour chacune d'elles ; aucune particularité ne mérite d'être signalée : ce sont le plus souvent des cas types qui peuvent tous servir à une description clinique.

Bornons-nous à signaler l'évolution habituelle de la gomme osseuse vers les tissus superficiels et la peau, et les ulcérations et fistules qui en sont l'aboutissant.

β. *Ostéites diverses.* — Crâne. Os du nez. — Les

lésions osseuses sporotrichosiques du crâne ont été signalées par Thibierge et Gastinet (obs. XI). « La radiographie du crâne démontre très nettement l'existence de dépressions osseuses cupuliformes, correspondant aux parties les plus creuses des ulcérations, sans hyperostose à leur périphérie. »

Lagoutte et Briau (obs. XIV) notent, dans leur cas de sporotrichose cachectisante mortelle, que « l'une des gommes nasales semble avoir intéressé les os propres du nez qui présentent une dépression notable après la la guérison ».

Ce sont là des localisations sporotrichosiques rares que l'on ne peut que signaler pour l'instant.

Il n'existe aucun cas de lésion des vertèbres : si nous le faisons remarquer. c'est parce que, dans les sporotrichoses expérimentales, les localisations vertébrales sont à peu près constantes.

γ. *Ostéites des os courts*. — Il nous reste à étudier une localisation des ostéites sur laquelle de récentes publications de MM. Darbois et Chevalier (obs. XXVIII) et de MM. Jeanselme, Darbois et Chevalier ( *Presse médicale)* viennent d'attirer l'attention; nous voulons parler de la sporotrichose des os courts et des métacarpiens.

Dès 1908, Balzer et Galup (obs. II) avaient signalé des localisations du sporotrichum, au niveau des « 2ᵉ et 3ᵉ métacarpiens ».

L'année suivante, dans leur observation d'une « sporotrichose cachectisante mortelle », Lagoutte et Briau décrivaient « des sporotrichomes ulcérés et fistulisés des doigts, communiquant avec des lésions ostéo-articulaires » et l' « ankylose articulaire » qui était la « con-séquence de ces ostéo-arthrites ».

Ces observations étaient intéressantes à plusieurs points de vue : la première par la description de la « tuméfaction de la grosseur d'un œuf de poule, assez régulièrement arrondie, dure à la palpation, sans aucun point de fluctuation, non mobilisable sur les plans pro-fonds » ; la seconde par la constatation des lésions des doigts, « des sporotrichomes et de l'ankylose de plusieurs articulations interphalangiennes » dues, non aux cica-trices, mais bien aux lésions ostéo-articulaires.

Mais, dans la suite, la clinique devait amener à l'ob-servation d'une forme bien particulière de la localisa-tion aux doigts, la « spina-ventosa sporotrichosique ».

*Spina-ventosa sporotrichosique.* — Les premières observations ont été faites par MM. Faroy et Caraven (obs. XXI), MM. de Beurmann, Gougerot, Bith et Heuyer (obs. XXIV) et par MM. Balzer et Burnier (obs. XXV). En mai dernier, MM. Darbois et Cheva-lier, présentaient à la Société de radiologie de Paris, deux nouveaux cas de « spina-ventosa sporotrichosi-ques », et exposaient les constatations fort intéressantes qu'il leur avait été donné de faire à la radiographie.

La symptomatologie de ces altérations des métacar-piens et des phalanges est tout à fait comparable à la « spina-ventosa tuberculeuse ».

La tuméfaction et le gonflement provoqués par la lé-sion profonde, sont assez étendus : « le gonflement est par-ticulièrement notable sur le trajet du 1er métacarpien » dans le cas de P. Darbois et P. Chevalier. Dans l'obser-vation de de Beurmann, Gougerot, Bith et Heuyer, on

lit : « Tout le pourtour de la racine du doigt, la première
phalange et la région attenante de la paume sont extérieurement tuméfiés..., cette tuméfaction mesure 8 centimètres de longueur en arrière, et 6 centimètres en
avant...; l'abcès recouvre l'extrémité inférieure du
2ᵉ et du 3ᵉ métacarpiens ».

Mais aux doigts, la déformation est particulière :
« l'ensemble du doigt est fusiforme : c'est la déformation en rave » (obs. XXVIII). Balzer et Burnier (obs.
XXV) ont insisté sur ce fait que « le cinquième doigt
de la main gauche offrait un aspect typique : il était
évasé à sa base. piriforme, à base dirigée vers la
main ».

Cette tuméfaction s'accompagne le plus souvent de
rougeur des téguments, d'œdème ; « la peau est rouge
et chaude » dans le cas de Balzer et Burnier; elle est
amincie, violacée, prête à s'ulcérer dans le cas de
de Beurmann, Gougerot, Bith et Heuyer : elle est
« rouge et tendue » dans le cas de Darbois et Chevalier,
et ces auteurs notent l'œdème de la main droite.

Ce gonflement, cette tension de la peau, cet œdème,
peuvent gêner l'examen et la palpation profonde ;
Darbois et Chevalier ont cependant noté, à la palpation
profonde, « une augmentation en épaisseur de la diaphyse ». L'examen clinique peut être gêné aussi par
le symptôme douleur que réveille la pression; on trouve
ce signe dans les quatre observations de « spina-ventosa
sporotrichosique ».

La douleur était notamment assez vive dans le premier
cas de Darbois et Chevalier. « Toute la main était le siège
de douleurs spontanées, picotements et élancements

accusés surtout la nuit; les doigts raides, tendus, ne pouvaient faire que des mouvements très limités. »

Il n'est pas fait mention de réaction ganglionnaire et
de troubles généraux ayant accompagné ces localisations.

Ces lésions profondes tendent à évoluer vers la
superficie; aussi trouve-t-on à côté de la tuméfaction
rouge, tendue, fluctuante en un point, des gommes
« au centre desquelles une ulcération lenticulaire laisse
voir un pus épais et visqueux qui s'écoule difficilement »
(obs. XXVIII), ou des « orifices fistuleux par lesquels
s'écoule mal un pus visqueux adhérent à un fond bourbillonneux ».

Les données de la radiographie ont été précisées par
Darbois et Chevalier, dans leur récente observation;
on voyait, en effet, dans les cas de de Beurmann, Gougerot, Bith et Heuyer, et de Balzer et Burnier, que,
d'une part, « la radiographie ne montrait pas de lésion
réelle de la première phalange, mais un simple éclaircissement avec irrégularité du périoste » et, que d'autre
part, elle n'avait montré « aucune lésion du squelette du
cinquième doigt ».

Or, il n'en est pas de même dans les cas de Darbois
et Chevalier : la « spina-ventosa sporotrichosique » n'est
pas le fait d'une simple localisation périostée, elle est
profonde et atteint le corps même de l'os. « La radiographie, écrivent ces auteurs, a montré qu'à ces modifications objectives correspondaient des altérations très
importantes du squelette.

« A la main droite, la diaphyse du 1$^{er}$ métacarpien est engainée dans un manchon de tissu osseux

de néoformation, qui augmente son diamètre transversal d'environ un tiers. Les deux extrémités articulaires sont normales.

« La première phalange de l'index est peu atteinte : on note seulement l'aspect dépoli, estompé du bord interne de la phalange, attribuable à un début de périostite.

« Au contraire, les lésions osseuses de l'annulaire et du petit doigt sont très accusées.

« La phalangine de l'annulaire est atteinte d'abcès intra-osseux fusant vers la peau. La moitié inférieure de cet os est nettement décalcifiée ; les travées osseuses n'ont ni leur opacité, ni leur direction normale ; elles présentent un aspect irrégulièrement réticulé et circonscrivent des espaces lacunaires d'une transparence anormale aux Rayons X. Le bord interne est déchiqueté et trois petits séquestres osseux, détachés de ce bord, se voient à un demi-centimètre dans les parties molles, en voie d'élimination vers la peau.

« La première phalange du cinquième doigt présente des lésions osseuses et périostiques. Dans la diaphyse, le tissu osseux est raréfié, sa densité est inégale, ses travées limitent des espaces clairs, irrégulièrement arrondis, dont le plus grand a les dimensions d'un noyau de cerise. Les bords de la diaphyse, au lieu d'être nets, sont flous et, en certains points, entamés par des anfractuosités profondes qui se réunissent aux espaces lacunaires de la diaphyse. »

Dans leur seconde observation, Darbois et Chevalier voient, à la radiographie, « la dilatation fusiforme des deux tiers inférieurs du 2ᵉ métacarpien ; la diaphyse est sensiblement élargie et les bords de l'os sont estampés et flous ».

On voit donc, par là, combien les lésions sporotrichosiques sont profondes et graves ; le cas de Faroy et Caraven (obs. XXI), où « la trépanation de la diaphyse amena la découverte de séquestres». en est une autre preuve.

Il est permis de penser que ce processus grave peut s'étendre aux articulations voisines, et déterminer des phénomènes de nécrose, et l'ankylose des doigts telle que l'ont observée Lagoutte et Briau. A l'évolution normale vers la superficie, nous opposerons donc une évolution probable plus compliquée, plus grave, vers les articulations voisines.

### 2° Formes cliniques selon les symptômes généraux.

Tout comme les sporotrichoses gommeuses hypodermiques ou musculaires, les localisations périostiques et osseuses sporotrichosiques évoluent le plus souvent sans phénomènes généraux, sans altération de l'état général.

On peut donc dire qu'il existe une forme habituelle de ces localisations où la santé n'est pas altérée, où les signes locaux seuls sont en jeu. Ce fait ressort d'un examen rapide de nos observations.

Dans les cas de A. Fage (obs. III), de Sicard, Bith et Gougerot (obs. VII), de A. Fage (obs. VIII), de Widal et Weill (obs. IX), de Thibierge et Gastinet (obs. XI), de de Beurmann, Gougerot et Verne (obs.

XV), de Lebar et Saint-Girons (obs. XVI), et enfin de Lesieur et Marchand (obs. XXIX), on note partout l'intégrité de l'état général.

Mais il est une série de cas fort intéressants, où des troubles, des symptômes généraux graves ont été décrits, où même l'affaiblissement progressif et la cachexie ont été observés. On ne peut songer à expliquer cet état grave par des affections concomitantes ou intercurrentes, et il paraît bien que le sporotrichum soit seul responsable. Dans un seul cas, celui de Bonnet (obs. XII), des troubles cardiaques venaient compliquer l'affection sporotrichosique; mais encore, cet auteur fait-il remarquer que la cachexie qu'il a observée, n'était guère le fait d'une maladie de cœur, et s'expliquait plus aisément par la sporotrichose.

Il est bien certain que le sporotrichosique peut être en même temps un tuberculeux : Landouzy (obs. XIX) a observé, chez une femme atteinte de gommes hypodermiques et d'une gomme périostée frontale, « une infiltration bacillaire torpide du sommet droit »; et de Beurmann, Gougerot, Bith et Heuyer (obs. XXIV) notent, chez l'individu qu'ils ont observé, « des sommets douteux ». Encore faut-il ajouter que, dans le cas de Landouzy, l'état général de la malade est satisfaisant. On ne saurait donc se baser sur le cas unique de de Beurmann, Gougerot, Bith, et Heuyer (obs. XXIV) pour essayer de trouver, dans une tuberculose concomitante, une explication aux troubles graves de certaines sporotrichoses osseuses. Du reste, aucune affection intercurrente n'a été notée dans les sept autres cas de sporotrichoses graves que décrivent Druelle et

Chadzynski (obs. IV) ; Bonnet (obs. XII); Lagoutte et
Briau (obs. XIV) ; Bruno-Bloch (obs. XVIII) ; Jeanselme et Chevalier (obs. XXII) ; Curcio (obs. XXVII);
et Bonnet (obs. XXVI).

Les tares organiques et l'âge ont un rôle bien peu
précis dans ces manifestations graves de la sporotrichose.

Les malades de Jeanselme et Chevalier, de de Beurmann, Gougerot, Bith et Heuyer avaient, l'un quarante-
quatre ans, l'autre quarante-six, et rien n'a été signalé
dans leurs antécédents. Le malade de Lagoutte et Briau,
âgé de soixante-cinq ans, était, à son entrée à l'hôpital,
« très corpulent ; il semblait jouir d'une belle santé,
et n'avait aucune tare, aucun antécédent organique ».
Dans l'observation de Bonnet, il s'agit d'un individu de
soixante et un ans, ancien commissionnaire, qui donnait l'impression d'un homme « usé ».

Il est à noter que, dans la plupart de ces cas,
les manifestations sporotrichosiques sont multiples :
gommes hypodermiques dans les cas de Druelle et
Chadzynski, Lagoutte et Briau, Bruno-Bloch, Curcio ;
grands abcès froids dans celui de Jeanselme et Chevalier. Dans l'observation de Bonnet (obs. XII), il est
vrai, une seule gomme intra-musculaire accompagne
la lésion osseuse. Cette multiplicité des manifestations
sporotrichosiques n'est cependant pas une explication
suffisante, puisque ces symptômes généraux n'ont pas
été observés dans les cas de lésions uniquement
cutanées.

Signalons ici que, dans ces cas graves, les lésions de
l'os sont importantes; dans l'observation de Bonnet,

l'ostéomyélite aboutira à la fracture spontanée ; dans celle de Lagoutte et Briau, les doigts sont profondément lésés ; Bruno-Bloch signale « une ostéite de la clavicule et du sternum » ; et il y a eu amputation de cuisse dans le cas de Jeanselme et Chevalier. Seul, le malade de Druelle et Chadzynski avait uniquement de la périostite.

Quels sont donc ces symptômes généraux? Les plus souvent signalés sont l'amaigrissement (Druelle et Chadzynski, Jeanselme et Chevalier, Bonnet, obs. XXVI), l'affaiblissement qui, dans le cas de Druelle et Chadzynski, obligeait le malade à garder le lit ; l'insomnie, l'inappétence, l'anorexie.

Bonnet (obs. XXVI) signale des frissons, des courbatures et même, des « vomissements aqueux très acides ».

La température a été très rarement notée. Bonnet (obs. XII) a même insisté sur l'apyrexie ($37°2$) de son malade atteint d'ostéomyélite sporotrichosique qui, cependant, se cachectisait assez rapidement. On trouve toutefois des poussées thermiques vespérales autour de 38 degrés dans l'observation de Jeanselme et Chevalier, et la fièvre est notée dans le cas de Bruno-Bloch.

Signalons encore des syncopes dans le cas de Lagoutte et Briau, la diazo-réaction d'Ehrlich positive chez le malade de Bruno-Bloch.

Sous l'influence du traitement ioduré, les symptômes se sont amendés le plus souvent, en même temps que les lésions régressaient. Toutefois, il est certain que, dans deux cas, ceux de Lagoutte et Briau et de Bonnet, l'état général ne s'est pas amélioré ; les malades se cachectisaient, avaient la teinte jaune paille des cancéreux et s'affaiblissaient progressivement. Le sporotrichosique de Lagoutte et Briau eut des syncopes et mourut rapidement. Il est intéressant de souligner, chez l'individu observé par Bonnet (obs. XII), la discordance des effets du traitement : alors que l'iodure avait très nettement agi sur la localisation osseuse, amenant même la consolidation de la fracture spontanée, il restait sans action sur l'état général, et le malade, cardiaque il est vrai, donnait l'impression nette d'un cancéreux qui s'éteint.

### 3° **Formes cliniques suivant l'évolution**.

La *chronicité* semble bien être un des caractères principaux des localisations périostiques et osseuses que nous étudions.

Les malades dont nous citons les observations sont presque tous venus consulter le médecin, alors que, depuis des semaines et même des mois, leurs lésions évoluaient.

« La tumeur de la cheville a débuté, il y a deux mois », dans le cas de Fage (obs. III). La malade de Druelle et Chadzynski (obs. IV) souffrait depuis plusieurs semaines quand elle vint à la consultation. Le même fait est signalé dans les observations de Sicard, Bith et Gougerot (obs. VII), de A. Fage (obs. VIII), de F. Widal et Weill (obs. IX). Le malade de Josset-Moure a souffert près d'un an de son ostéomyélite gommeuse chronique, et il a été opéré quatre fois. Le malade de Bonnet (obs. XII) souffre depuis trois semaines ; celui que nous avons observé enfin avait vu apparaître sa lésion quatre mois avant de venir à l'hôpital.

Les lésions, abandonnées à elles-mêmes, évoluent avec beaucoup de lenteur.

Dans les périostites, deux cas peuvent se présenter : ou bien la tuméfaction et le gonflement osseux régressent simplement, comme cela est arrivé dans le cas de A. Fage (obs. III), dans le cas de Widal et Weill (obs. IX) ; ou bien elle tend à évoluer vers les tissus superficiels, s'abcède, s'ulcère et se fistulise comme dans le cas de de Beurmann, Gougerot, Bith et Henyer (obs. XXIV).

Les gommes osseuses finissent presque toutes par s'ulcérer ou se fistuliser, et l'on peut voir s'écouler, pendant longtemps, des gouttelettes de pus et de sérosité par les orifices fistuleux, ainsi que l'ont noté de Beurmann, Gougerot et Verne (obs. XV), et Lesieur et Marchand (obs. XXIX).

Le traitement ioduré hâtera l'évolution, amenant la régression dans les cas de périostite, la cicatrisation des ulcérations et des fistules dans les cas d'abcès intra-osseux, pour lesquels des soins locaux seront aussi nécessaires.

Cette *forme chronique* qui est aussi, soulignons-le en passant, celle des localisations analogues de la syphilis et de la tuberculose, est donc la plus fréquente.

Elle n'est pas unique cependant ; il est des cas où l'évolution de l'affection est véritablement *subaiguë;* les observations de Lagoutte et Briau et de Bonnet nous montrent assez nettement cette allure, cette évolution particulière de la maladie ; les manifestations sporotrichosiques, dans le cas de Bonnet, remontaient à trois semaines seulement ; dès les premiers jours, la présence de phénomènes locaux inflammatoires incitait à faire passer le malade dans un service de chirurgie, et donnait à l'affection cette allure, cette *forme subaiguë.*

Signalons, enfin, une forme tout à fait particulière de la maladie ; elle est exceptionnelle, puisque Bruno-Bloch (obs. XVIII) l'a seul observée ; il l'a appelée « *sporotrichose aiguë hématogène* ». Chez son malade, l'affection, caractérisée par des gommes et une ostéite de la clavicule et du sternum, débuta brusquement par de la température, des frissons, de l'anorexie, de l'inappétence et des douleurs diffuses très vives, des os, des jointures et des muscles. Elle garda cette allure aiguë jusqu'au moment où fut institué le traitement.

### 4° Formes cliniques selon qu'il existe ou non d'autres lésions sporotrichosiques : gommes sous-cutanées.

Dans la plupart des cas de localisations osseuses sporotrichosiques, le diagnostic se trouve facilité par la présence de lésions sous-cutanées concomitantes ; il était intéressant, au point de vue clinique, d'étudier la fréquence de ces cas et de rechercher l'influence des lésions multiples sur l'état général des sporotrichosiques.

α. *Cas avec lésions cutanées.* — Nous n'entrepren-

drons pas ici l'étude de ces manifestations hypodermiques, bien connues par les travaux publiés jusqu'à
ce jour. Dans nos observations, elles sont généralement
fort nombreuses et sont disséminées sur toutes les
parties du corps, sans qu'il existe de zone de prédilection.

Nous les trouvons fort nombreuses dans les cas de
« Druelle et Chadzynski » (obs. IV); de A. Fage
(obs. III) ; de Widal et Weill (obs. IX) ; de Thibierge
et Gastinet (obs. XI) ; de Jeanselme et Chevalier (obs.
XXII); de Sicard, Bith et Gougerot (obs. VII); de
Bonnet (obs. XXVI) ; de Lagoutte et Briau (ob. XIV) ;
de Lebar et Saint-Girons (obs. XVI) ; de Bruno-Bloch
(obs. XVIII) et de Curcio (obs. XXVII).

Dans ces nombreux cas, les gommes sont le plus
souvent apparues les premières ; elles évoluaient depuis
un certain temps, lorsque des douleurs, une tuméfaction, du gonflement de l'os ont attiré l'attention.

La concomitance des gommes multiples et des
lésions profondes a-t-elle contribué à compromettre
l'évolution de l'affection et a-t-elle donné à celle-ci un
caractère de gravité?

Il n'est pas permis actuellement d'être très affir
matif : dans un certain nombre de cas, les lésions
périostiques ou osseuses ont été accompagnées de
gommes multiples sans que pour cela l'affection ait
revêtu une forme grave ; il en est ainsi dans le cas de
Fage (obs. III) ; de Widal et Weill (obs. IX); de Thibierge et Gastinet (obs. XI); de Sicard, Bith et Gougerot (obs. VII); de Bonnet (obs. XXVI); de Lebar
et Saint-Girons (obs. XVI). De plus, il convient de sou-

ligner que dans le cas d'ostéomyélite du cubitus de
Bonnet (obs. XII), il n'y avait qu'une gomme intra-
musculaire et que le malade se cachectisait rapidement; il est vrai qu'il s'agissait là d'une altération
osseuse grave.

Par contre, l'affection s'accompagne de troubles
graves, d'un état général mauvais dans le cas de
périostite de Druelle et Chadzynski, et dans les
cas d'ostéite de Lagoutte et Briau, de Bruno-Bloch,
de de Beurmann, Gougerot, Bith et Heuyer, de Jeanselme et Chevalier, de Curcio enfin.

On voit, d'après cette seule statistique, que la proportion des cas graves n'augmente pas sensiblement du
fait des lésions sous-cutanées concomitantes.

β. *Cas avec lésions isolées et primitives en apparence.* — Nous employons à dessein l'expression
« lésions primitives en apparence » : c'est qu'en effet la
lésion osseuse, absolument unique et primitive, nous
est apparue comme tout à fait exceptionnelle : nous ne
discuterons, certes, pas les cas de « gomme périostée
primitive » de A. Fage (obs. VIII), ou d' « ostéite primitive » de Pierre Marie et Gougerot; mais un exemple
expliquera notre pensée. Nous l'emprunterons à notre
observation personnelle : le malade que nous avons
examiné était porteur d'un abcès intra-osseux du tibia
qui paraissait bien une localisation primitive du sporotrichum; or, en le questionnant sur son passé pathologique, nous apprîmes qu'il avait été opéré, trois ans
avant le début de sa lésion tibiale, d'un abcès situé
au niveau de l'apophyse orbitaire externe du frontal :
nous ne saurions affirmer qu'il s'agit là d'une lésion

sporotrichosique, mais nous ne pouvons, d'autre part, nous empêcher de penser que c'est là un des sièges de prédilection de la maladie, qu'il est bien possible que notre cas ne soit pas véritablement une localisation primitive. Sans vouloir rien affirmer, nous pensons que, dans bien des cas, il doit en être ainsi et que la lésion est plus souvent primitive en apparence qu'en réalité.

Cela posé, voyons quelle est la forme de ces localisations isolées, quelle est leur évolution, et examinons si des phénomènes généraux les accompagnent.

Dans les observations que nous avons cru devoir rattacher à cette modalité clinique, se trouvent celles de A. Fage (obs. VIII), de Josset-Moure (obs. X), de P. Marie et Gougerot (obs. XIII), de Beurmann, Gougerot et Verne (obs. XV), de Lesieur et Marchand (obs. XXIX), soit cinq cas de localisations isolées ; dans l'un, celui de P. Marie et Gougerot, l'évolution a été arrêtée par le fait d'une apoplexie intercurrente ; mais, dans aucun des autres cas, nous n'avons trouvé relatés, des troubles graves et une altération de l'état général. Dans tous, la sporotrichose a une allure lente et torpide ; la santé est très satisfaisante.

Il nous paraît donc que les cas de sporotrichoses osseuses isolées sont généralement d'un pronostic favorable.

## II. ETUDE CLINIQUE
## DES LÉSIONS ARTICULAIRES SPOROTRICHOSIQUES

L'étude des localisations articulaires de la sporotrichose repose sur un très petit nombre de cas.

Le premier en date, et l'un des plus typiques, est le cas d' « arthrite sporotrichosique du genou », observé par P. Moure et présenté par M. de Beurmann à la Société médicale des Hôpitaux de Paris, le 31 décembre 1909.

Un an plus tard, soit en octobre 1910, à la même Société, MM. Balzer et Burnier présentaient une observation de « sporotrichose gommeuse avec localisations synoviale et articulaire », dans laquelle était décrite une hydarthrose du genou. Et quelques mois après, c'était « une arthropathie du genou simulant une arthropathie syphilitique » que M. Bonnet présentait à la Société de Dermatologie et de Syphiligraphie.

Le siège des localisations articulaires décrites jusqu'ici est toujours le genou ; dans deux cas le côté gauche est atteint, dans un cas le côté droit.

Un point est à noter avant d'entreprendre l'étude des signes cliniques de cette affection : il n'y a pas eu jusqu'ici de cas d'arthrite sporotrichosique primitive. Chez les trois malades qui serviront à la description de cette manifestation du sporotrichum, il existait des « lésions sous-cutanées ou musculaires », dont l'évolution avait précédé le début de l'arthrite. Dans l'observation de P. Moure (obs. XX), en même temps que l'hydarthrose du genou, le chirurgien avait pu constater « un abcès froid osseux fermé de l'extrémité supérieure du tibia gauche », et il existait 28 gommes sous-cutanées, dans le cas de Balzer et Burnier (obs. XXV), des gommes multiples de l'avant-bras du bras et de la main étaient apparues plusieurs mois avant l'hydarthrose ; enfin, le malade de Bonnet (obs. XXVI) avait une

gomme de la main, une périostite du cubitus, un abcès
de la jambe et un autre du mollet, lorsqu'apparurent les
symptômes articulaires.

Il faut de plus souligner que, sauf dans le cas de
Balzer et Burnier, où aucune lésion osseuse voisine
n'est signalée, il existait des lésions au voisinage de
l'articulation dans les deux autres observations « ulcération de l'extrémité supérieure du tibia » dans le cas
de Moure, « épaississement du plateau tibial » dans
celui de Bonnet.

Ces altérations osseuses étaient, à vrai dire, minimes ;
c'est la raison pour laquelle nous avons cru devoir
ranger ces deux observations dans le chapitre des
arthrites pures ; en réalité, on voit par là qu'il y a tous les
intermédiaires entre l'arthrite essentielle (cas de Balzer
et Burnier) et les ostéo-arthrites auxquelles nous
consacrons une étude spéciale, en raison justement de
l'importance des lésions osseuses.

**Début.** — On ne trouve rien à signaler comme cause
prédisposante de cette localisation ; le malade de
Bonnet « n'a jamais eu de rhumatisme articulaire », et
cette affection n'est pas signalée dans les cas de Moure
et de Balzer et Burnier.

Il n'y a pas davantage de cause déterminante ;
aucun traumatisme n'a été observé ; tout au plus,
Moure indique-t-il qu'à « l'occasion d'un froid »
l'affection débuta chez son malade.

Les signes prodromiques sont peu accentués et
assez vagues. Ils furent purement locaux, chez l'individu dont Moure nous rapporte l'observation,

et qui ressentit des « crampes du mollet gauche, des picotements au genou gauche », en même même temps que ce dernier « augmentait de volume » ; dans le cas de Bonnet où le sporotrichum eut des manifestations multiples, quelques troubles généraux ont précédé l'apparition des localisations sporotrichosiques : anorexie, lassitude facile, « malaises, vomissements aqueux, très acides, douleurs des deux épaules avec frissons, courbatures, amaigrissement très grand ».

Dans le cas de Balzer et Burnier, les autres manifestations de la sporotrichose ont seules précédé l'apparition de l'hydarthrose, et aucun symptôme local ou général ne l'a dénoncée.

**Période d'état.** — *Douleur.* — Les quelques signes douloureux ressentis au début ne s'accentuent pas.

Ils peuvent même s'amender, comme dans le cas de Moure, où « la pression sur le pourtour des plateaux tibiaux » réveille seule la douleur.

Dans l'observation de Bonnet, « la douleur est médiocre, bien que la marche soit assez gênée ».

Il semble que l'on puisse conclure que ces lésions sont rarement très douloureuses, et que l'impotence absolue ne s'observe pas.

*Signes locaux. Hydarthrose.* — Le gonflement, l'augmentation de volume du genou, la distension des culs-de-sac, le palper, la ponction permettent de constater la présence de l'hydarthrose.

α. *Gonflement. Déformation.* — Le gonflement est toujours observé ; il est très appréciable ; le genou est

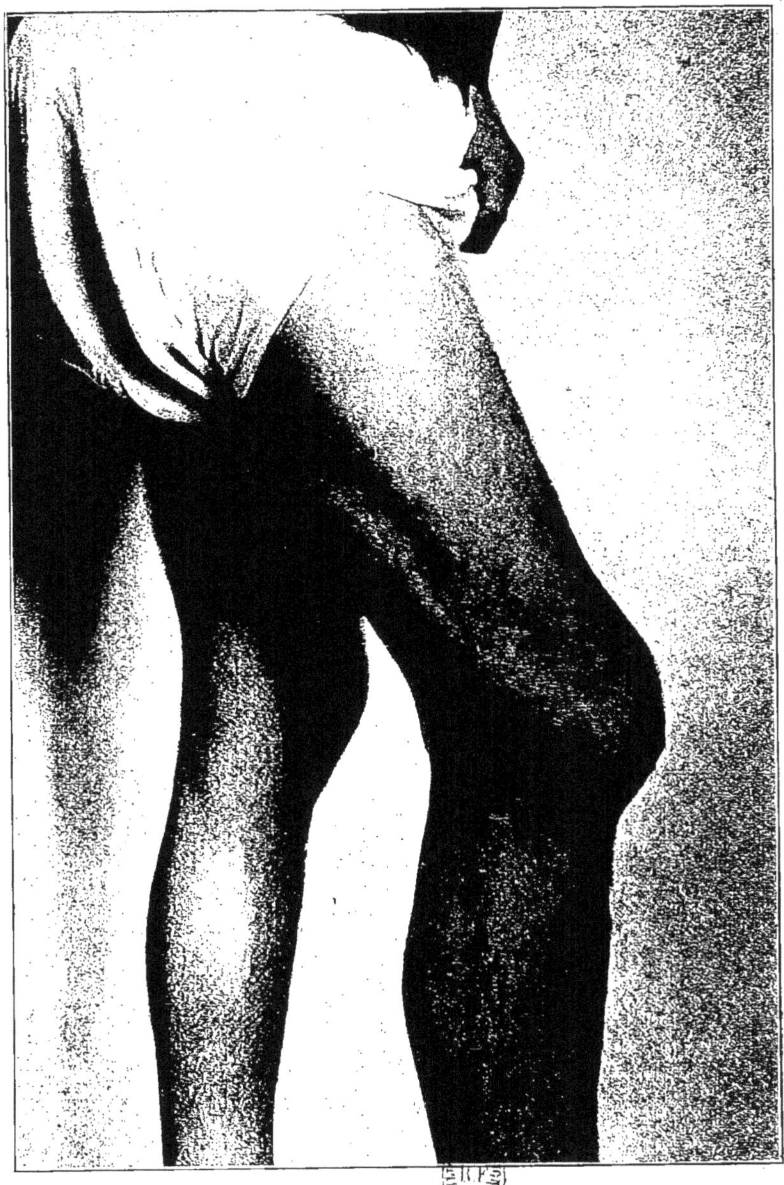

Arthrite sporotrichosique du genou.
(Obs. XXVI. — M. Bonnet).

(Collection du Dr Bonnet)

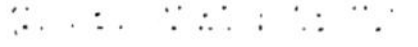

déformé, et cela tient à la présence du liquide et à la distension des culs-de-sac ; aussi l'articulation est-elle globuleuse et les méplats sont-ils effacés.

« Le genou est augmenté de volume, écrit Moure, il est globuleux ; les culs-de-sac sont distendus, les méplats effacés ; la face antérieure apparaît irrégulière, bosselée. »

On lit d'autre part, dans l'observation de Balzer et Burnier « à l'examen le genou était manifestement augmenté de volume ; le cul-de-sac sous-tricipital était distendu ».

Enfin, dans le cas de Bonnet : « le genou droit est augmenté de volume ; il est globuleux. La région rotulienne, le méplat rotulien et la zone du cul-de-sac sous tricipital sont le siège d'un gonflement très apparent..... le creux poplité est aussi légèrement soulevé ».

β. *Téguments.* — Ce gonflement, cette déformation, cette distension des culs-de-sac n'entraînent aucune altération des téguments. « Il n'y a ni rougeur, ni chaleur », note Bonnet chez son malade.

γ. *Palpation.* — En présence de la déformation de l'articulation, on recherche de suite les signes de la présence du liquide. Cet examen est le plus souvent positif.

Si, dans le cas de Bonnet, « la main rencontre une sensation de résistance sans véritable fluctuation », la « fluctuation est nette » chez le malade de Balzer et Burnier.

Le choc rotulien doit être recherché ; s'il n'existait pas dans le cas de Bonnet, il fut « très net et permit d'affirmer la présence d'un épanchement », dans l'observation de Moure.

Bonnet a constaté, par contre, l'épaississement de la synoviale et des tissus péri-articulaires ; il y avait, dans son cas, un peu d'arthrite, mais surtout une péri-arthrite très nette ; la lésion ressemblait beaucoup à certains cas d'arthropathies syphilitiques.

Moure signale encore ce fait que nous citerons simplement : « En mobilisant la rotule dans le sens transversal, en la faisant frotter contre la trochlée fémorale, on perçoit un frottement rugueux qui donne l'impression d'une surface articulaire dépourvue de cartilage. »

Le palper permet encore d'apprécier « la participation du squelette au gonflement » ; le compas d'épaisseur qui, dans le cas de Bonnet, « indiquait un diamètre transversal du plateau tibial supérieur de ɩ centimètre à celui du côté sain », servira à vérifier ces impressions, ainsi du reste, que la radiographie dont nous apprécierons plus loin les données.

ð. *État des ganglions*. — La réaction ganglionnaire paraît tout aussi inconstante et tout aussi faible que dans les localisations osseuses.

P. Moure signale « des ganglions inguinaux légèrement augmentés de volume, non douloureux ; à la pointe du triangle de Scarpa, adénopathie très discrète, mais certaine ».

Bonnet, Balzer et Burnier ne signalent, par contre, aucune réaction des ganglions, et il semble bien que celle-ci soit rare.

ε. *Signes généraux*. — Il est rare que cette localisation retentisse sur l'état général.

Les troubles vagues ressentis, tout au début, par le malade de Bonnet, avaient disparu au moment où ce dernier l'examina.

La malade de Burnier avait un bon état général.

Quant à l'individu qu'observa Moure, il avait un état général assez peu brillant ; le facies était pâle, il était amaigri, et le soir avait des poussées thermiques aux environs de 38°. Mais il ne faut pas perdre de vue que ce malade était porteur de 28 gommes sous-cutanées, et que son tibia était vraisemblablement le siège d'un abcès périosté ; on ne saurait incriminer particulièrement son genou.

Il est enfin deux procédés auxquels le clinicien aura recours pour s'assurer d'une part de la présence du liquide, d'autre part de la participation si fréquente du squelette à l'infection sporotrichosique : ce sont la ponction et la radiographie.

ζ. *Ponction.* — La ponction est non seulement un moyen thérapeutique, mais encore un procédé clinique et une méthode de diagnostic. Elle permettra de s'assurer de la présence du liquide, d'en étudier la nature et d'en faire des cultures.

Dans l'observation de Balzer et Burnier, « on retira par la ponction un liquide clair, jaune citrin, qui ensemencé, puis inoculé, ne donna absolument rien ».

Le cas de Moure est, à ce point de vue, particulièrement intéressant et mérite d'être cité intégralement : « Une ponction du genou a été pratiquée avec une seringue de 20 centimètres cubes, stérilisée à l'autoclave. Deux tubes de gélose glycosée et deux tubes de gélose simple ont été ense-

mencés immédiatement, et deux cobayes ont été inoculés sous la peau de la cuisse et dans le péritoine.
Chacun reçoit environ 8 centimètres cubes. Une nouvelle ponction permit encore de retirer facilement
20 centimètres cubes qui furent défibrinés et centrifugés, pour pratiquer l'examen cytologique.

« Le liquide retiré par ponction du genou est nettement louche ; à la fin de la deuxième ponction, il se
teinte de sang.

« Après centrifugation, il se forme un culot très net
au fond du tube. L'examen des frottis faits avec ce
culot montre une formule à polynucléaires neutrophiles
avec d'assez nombreux macrophages et quelques globules rouges .

« En deux points de nos préparations, nous avons pu
voir des parasites sous leur forme mycélienne courte,
mais nous n'aurions pu affirmer notre diagnostic par
le simple examen de ces frottis. Bientôt, les cultures
sont venues nous donner un résultat certain.

« Des quatre tubes ensemencés, les uns furent placés
à l'étuve à 37 degrés, les autres furent laissés à la température extérieure. Après trente heures à peine,
apparut sur les tubes placés à l'étuve un fin semis
de colonies blanches. Une parcelle détachée au fil de
platine nous montra la présence de filaments et de
spores sans aucune association bactérienne. Sur les
tubes placés à la température extérieure les premières
colonies n'apparurent qu'après cinq jours. Les deux
cobayes inoculés le 21 juillet ont été sacrifiés le 24 octobre, et l'autopsie les a montrés absolument sains. »

*η Radiographie.* — La radiographie, dans ces

localisations articulaires, est un procédé clinique de second rang : elle renseigne uniquement sur les altérations osseuses de voisinage, si fréquentes comme nous l'avons indiqué au début de cette étude.

Elle a été faite par Bonnet et Moure. Le premier a constaté « un épaississement périostique du plateau tibial », et le second écrit : « Il y a des lésions très nettes sur le tibia. La partie antérieure de son extrémité supérieure est plus claire et présente une série de petites aspérités. Au centre de l'extrémité supérieure du tibia, apparaît une zone claire ; l'extrémité supérieure du bord interosseux tibial présente un épaississement notable du périoste ».

**Terminaison**. — L'évolution lente de cette localisation est très heureusement influencée par le traitement ioduré et parfois par la ponction. La régression des lésions, la résorption du liquide se font très simplement : « L'arthrite rétrocéda quarante jours après le début du traitement » dans le cas de Moure ; et la guérison fut assurée par un mois de traitement, dans le cas de Bonnet.

Signalons en terminant la possibilité des récidives, ainsi que l'observa Moure chez son malade qui cessa trop tôt le traitement ioduré ; prescrite à nouveau, cette médication eut le même heureux effet.

## III. ÉTUDE CLINIQUE
## DES LÉSIONS OSSEUSES ET ARTICULAIRES ASSOCIÉES
## SPOROTRICHOSIQUES

La division des manifestations articulaires de la sporotrichose en lésions articulaires et en lésions ostéo-articulaires peut évidemment paraître artificielle; nous pensons, toutefois, qu'elle est assez justifiée par ce fait que les localisations articulaires que nous venons d'étudier, revêtent en général une forme particulière, parce qu'elles ont été observées plus souvent et avec plus de précision, et enfin, parce que l'ostéo-arthrite paraît affecter la forme de la tumeur blanche tuberculeuse. En somme, nous avons suivi la division des ouvrages classiques qui traitent des localisations articulaires de la tuberculose ; c'est indiquer, une fois encore, la ressemblance des deux affections.

Notre étude repose sur quelques faits cliniques seulement : l'observation la plus intéressante de la localisation qui nous occupe est celle de Balzer et Burnier (obs. XXV), où est décrite une arthrite du poignet. Dans le cas de Lagoutte et Briau (obs. XIV), il s'agit de lésions articulaires anciennes, et ces auteurs nous indiquent l'évolution possible vers l'ankylose, de la sporotrichose ostéo-articulaire. Enfin, le malade de Jeanselme et Chevalier (obs. XXII) a été, très probablement, atteint d'ostéo-arthrite sporotrichosique du genou, et a dû subir l'amputation de la cuisse, un peu au-dessus du tiers moyen ; au moment où les auteurs l'ont examiné, ce malade était porteur de lésions multiples dues au sporotrichum ; nous verrons sur quels motifs Jeanselme et Chevalier ont basé leur diagnostic rétrospectif.

Il ne semble pas qu'il y ait de siège d'élection dans l'ostéo-arthrite sporotrichosique : le poignet est atteint dans le cas de Balzer et Burnier ; le malade de Jeanselme et Chevalier a été opéré pour des lésions du genou ; enfin, la localisation aux doigts est observée par Lagoutte et Briau.

De même que pour l'arthrite sporotrichosique, il n'existe pas d'observation de localisation ostéo-articulaire primitive.

Il se peut même, que l'ostéo-arthrite succède à une gomme avoisinante ou susjacente. « Il semble, écrivent Lagoutte et Briau, que ces ostéo-arthrites sporotrichosiques aient été consécutives à l'envahissement de gommes sous-cutanées péri-articulaires, car les symptômes articulaires ont toujours été précédés par l'apparition d'une gomme, dans le voisinage de l'articulation. »

Dans le cas de Balzer et Burnier, il n'y a pas de gomme péri-articulaire, mais sur le corps il existe de multiples lésions.

Notons cependant que, dans l'observation de Jeanselme et Chevalier, « l'arthrite avait été apparemment l'unique localisation de la sporotrichose, et que la poussée de gommes n'était survenue que onze mois plus tard ».

Le début de ces localisations paraît particulièrement insidieux : pas de douleurs, pas de gêne de la marche : le malade de Jeanselme et Chevalier « est venu à pied à l'hôpital » ; pas de troubles généraux.

En pleine période d'état, les signes locaux paraissent

seuls avoir une certaine valeur : la douleur n'est pas signalée, et Jeanselme et Chevalier insistent sur « l'indolence presque complète de la lésion, qui avait désorganisé l'articulation du genou » ; ils en font même un signe de diagnostic différentiel avec la tuberculose.

La localisation se traduit, à l'examen clinique, par de la tuméfaction, par une consistance mollasse et de la fluctuation, enfin par l'intégrité des téguments.

Balzer et Burnier donnent de leur malade une description qui peut servir de type :

« Au niveau du poignet gauche, une tuméfaction arrondie, siégeant à la face palmaire de la partie inférieure de l'avant-bras, et remontant à trois travers de doigt environ au-dessus du pli du poignet. La peau était d'apparence normale ; on y remarquait cependant quelques taches pigmentées, reliquat de pointes de feu antérieures. La consistance de cette masse était demi-molle par places, plus dure en d'autres endroits, et la fluctuation facile à déceler. »

Il n'est pas fait mention, dans les observations, de l'état des ganglions ; seul, le malade de Jeanselme et Chevalier eut une légère adénopathie inguinale.

Les gommes de voisinage, « ulcérées et fistulisées » dans le cas de Jeanselme et Chevalier, peuvent être en communication avec les lésions ostéo-articulaires. Il n'est pas fait mention, dans cette observation, de l'exploration du stylet ; peut-être donnerait-elle quelques indices.

De même, la radiographie aurait probablement son intérêt, quoique aucun des auteurs ne l'ait utilisée.

Nous ne saurions attribuer uniquement à l'ostéo-arthrite les troubles de l'état général, qui ont été observés par Lagoutte et Briau (sporotrichose cachectisante), et par Jeanselme et Chevalier. Sans nous refuser à admettre qu'ils ont contribué, pour une part, à compromettre la santé, il nous semble qu'il faut considérer surtout l'extrême gravité de la sporotrichose et la multiplicité des localisations. Ces signes généraux sont ceux que nous avons indiqués à plusieurs reprises déjà.

L'évolution de ces ostéo-arthrites est lente et chronique : la tumeur du poignet observée par Balzer et Burnier « existait depuis quatre mois » ; le malade de Jeanselme et Chevalier ne subit l'amputation de la cuisse qu'au bout de quatre mois.

Néanmoins, il semble que ces localisations évoluent plus rapidement que les tumeurs blanches tuberculeuses, et ce caractère a été noté par Jeanselme et Chevalier, comme distinctif de la localisation bacillaire, « cette évolution rapide contraste avec la marche lente de la tumeur blanche bacillaire ».

Le pronostic est favorable ; le traitement ioduré, institué à temps, amènera la régression de la tumeur, ainsi que le montre l'observation de Balzer et Burnier. Il est certain qu'abandonnées à elles-mêmes, ces lésions peuvent devenir graves, et se compliquer d'ankylose, comme l'ont vu Lagoutte et Briau. « Ces sporotrichoses ont occasionné l'ankylose de plusieurs articulations interphalangiennes, et l'un des doigts a même subi une amputation partielle ; l'ankylose articulaire est due, non aux cicatrices, mais aux lésions ostéo-articulaires. »

La caractéristique de ces tumeurs est, en résumé, leur ressemblance avec la tumeur blanche tuberculeuse ;

les auteurs que nous citons, l'indiquent nettement et rapportent que, deux fois, le diagnostic de bacillose fut porté par le médecin ou le chirurgien. Elles ne se rapprochent, du reste, pas moins des ostéo-arthrites syphilitiques, et surtout de la pseudo-tumeur blanche de Fournier.

## IV. ÉTUDE CLINIQUE DES LÉSIONS SYNOVIALES SPOROTRICHOSIQUES

En 1908, MM. Hudelo et Monier-Vinard présentèrent, à la Société médicale des Hôpitaux de Paris, un cas de sporotrichose avec localisation synoviale probable. L'observation de ces auteurs est la plus complète, et la plus précise qui ait été écrite sur les synovites sporotrichosiques ; les arguments que mettent en valeur Hudelo et Monier-Vinard (obs. VI) nous autorisent à emprunter beaucoup à leur observation, malgré que la synovite ait été seulement probable. « Le siège précis du premier empâtement, l'intégrité absolue et l'indolence des mouvements des articulations tibio-tarsienne et médio-tarsienne, ne permettent pas d'invoquer une origine articulaire » ; la radiographie et l'exploration au stylet ont montré que l'os n'était point lésé, et les lésions sporotrichosiques ont dû naître dans les gaines synoviales.

Nous complèterons cette étude en nous appuyant sur les observations de Rouslacroix et Wyse-Lauzun (obs. XVII), de Balzer et Burnier (obs. XXV), de de Beurmann, Gougerot, Bith et Heuyer (obs. XXIV) qui ont vu des synovites sporotrichosiques.

Dans le cas de Hudelo et Monier-Vinard, il s'agit d'une synovite du cou-de-pied, intéressant les gaines des tendons fléchisseurs, au niveau de la gouttière calcanéenne interne.

Dans les trois autres observations, ce sont des synovites du poignet et des gaines de la main ; il paraîtrait donc que le poignet soit un lieu d'élection pour la localisation synoviale des sporotrichoses.

Aucune cause ne paraît avoir déterminé ces lésions ; elles affectent assez exactement la forme de la synovite fongueuse. Comme les lésions articulaires, elles s'accompagnent généralement de manifestations multiples du sporotrichum et peuvent leur être secondaires.

**Début.** — Dans le cas de Hudelo et Monier-Vinard seulement, quelques vagues prodromes douloureux et locaux ont été notés. Le malade ressentait, depuis quelques jours, des douleurs peu vives sur le bord interne du pied droit, lorsque « au niveau du bord interne du pied droit et remontant en haut, en arrière, et surtout en avant de la malléole interne, on vit et on sentit un empâtement peu considérable, profond, sans modification de la peau, peu douloureux à la pression, mais suffisamment sensible pour gêner considérablement la marche ».

Peu à peu, les lésions s'accentuèrent et, à la période d'état, on pouvait noter les symptômes suivants, que nous avons retrouvés pour la plupart dans les trois autres observations.

**Période d'état.** — Les lésions synoviales déter-

minent une inflammation des tissus avoisinants, qui se
traduit, à la seule inspection, par une augmentation de
volume de la région atteinte, un gonflement, une tuméfaction, sensiblement parallèle aux gaines des tendons.

De Beurmann, Gougerot, Bith et Heuyer constatent
« un gonflement qui se prolonge jusqu'au poignet, et
des fusées de la paume de la main et de sa face dorsale».

« Le poignet droit est considérablement augmenté de
volume et déformé », dans le cas de Rouslacroix et
Wyse-Lauzun.

Enfin, Balzer et Burnier ont noté chez leur malade
« à la face palmaire de la main gauche, une tuméfaction
allongée, parallèle au tendon fléchisseur du quatrième
doigt... Cette tuméfaction partait du pli palmaire et
s'arrêtait à la limite inférieure du quatrième doigt ».

Il est assez fréquent que cette tuméfaction s'accompagne d'altérations des téguments, envahis par le processus inflammatoire. « La région est rouge », écrivent
Rouslacroix et Wyse-Lauzun, Balzer et Burnier. Et,
s'il n'y avait aucune modification de la peau, au début,
dans le cas de Hudelo et Monier-Vinard, ces derniers
notaient un peu plus tard l'amincissement, la rougeur
de la peau, et « un œdème mou, remontant, d'une part,
jusque sur la face interne du tibia, sur une hauteur
de 6 à 9 centimètres, et, d'autre part, débordant vers la
face interne du calcanéum ».

La palpation ne fournit que de vagues indications ;
elle permet de constater l'empâtement de la région ;
plus tard, si la lésion tend à s'abcéder, comme dans le
cas de Hudelo et Monier-Vinard, elle décèlera la fluctuation. On trouve cet empâtement décrit dans les observa-

tions de Hudelo et Monier-Vinard, et de Rouslacroix et Wyse-Lauzun ; les premiers décrivent « un empâtement profond, qui s'étend peu à peu sur une longueur de 10 à 12 centimètres, en suivant exactement le trajet des tendons fléchisseurs de la gouttière calcanéenne » ; les seconds insistent sur « l'infiltration profonde et très marquée des tissus ».

Par contre, notons que dans aucun des cas de synovite du poignet, la palpation n'a permis de percevoir « la double fluctuation et de renvoyer le liquide de la gaine antibrachiale dans la gaine palmaire ».

Le palper présentait encore l'avantage de réveiller la douleur, si la lésion était indolente ; or, il nous a paru que tel n'était pas le caractère des synovites, et que ces dernières, au contraire, étaient le plus souvent accompagnées de phénomènes douloureux spontanés ou provoqués par le mouvement.

S'il n'y avait que de la « sensibilité à la pression », dans le cas de Balzer et Burnier, la douleur était assez vive dans le cas de Rouslacroix et Wyse-Lauzun : « La région est douloureuse ; les mouvements de l'articulation sont impossibles » ; dans le cas de de Beurmann, Gougerot, Bith et Heuyer, « les douleurs, provoquées par les mouvements de la troisième phalange, indiquent que les synoviales sont envahies ». Dans le cas de Hudelo et Monier-Vinard enfin, « une douleur spontanée, de plus en plus marquée, immobilisait le malade au lit ; la marche était devenue absolument impossible ; la pression, profonde, était intolérable ou déterminait une douleur des plus vives par l'hyperextension du gros orteil ».

Nous ne ferons que noter rapidement, les indications que peut fournir la radiographie, relativement à
l'intégrité de l'articulation avoisinante, et par suite à
la probabilité de lésions synoviales.

La ponction au bistouri a été employée par Hudelo
et Monier-Vinard. A plusieurs reprises, elle a été
absolument négative.

L'état général paraît rester très satisfaisant, ainsi
qu'il ressort des observations de Hudelo et Monier-
Vinard, Rouslacroix et Wyse-Lauzun, de de Beurmann, Gougerot, Bith et Heuyer.

**Terminaison**. — L'évolution de ces lésions est
longue; le traitement ioduré précoce a d'heureux
résultats; il a amené la régression des synovites sans
suppuration, dans les cas de Rouslacroix et Wyse-
Lauzun, de de Beurmann, Gougerot, Bith et Heuyer, et
enfin de Balzer et Burnier; ces derniers notent qu'après
quinze jours de traitement « la synovite de la gaine du
quatrième doigt est en régression, et la synovite du
poignet est diminuée de moitié ».

L'observation de Hudelo et Monier-Vinard nous
montre, que l'évolution n'est pas toujours aussi simple,
et qu'il est possible de voir la lésion évoluer à la
superficie, et s'abcéder : « Nous vîmes peu à peu le
foyer inflammatoire se condenser, se localiser, bomber
au niveau de l'interligne astragalo-scaphoïdien; la
peau rougit ensuite, tandis qu'une fluctuation profonde
devenait perceptible; une ponction nous donna un
demi-centimètre cube de pus bien lié, homogène, épais,
de couleur jaune paille (ensemencement positif)... »

Et plus loin : « La peau s'est ouverte pour donner issue au pus, par un orifice fistuleux ».

Il n'a pas été noté de complications de ces synovites.

Nous signalerons simplement, sans en faire l'objet d'une étude spéciale, un « hygroma de la région olécranienne », apparu chez un des malades de Bonnet; cet hygroma se fistulisa assez rapidement.

C'est là une des manifestations multiples du sporotrichum qui méritait d'être indiquée.

# DIAGNOSTIC

L'aspect si variable des sporotrichoses osseuses et articulaires, la multiplicité de leurs formes, la concomitance de lésions superficielles, la coexistence possible des phénomènes généraux, ne sont pas faits pour en faciliter le diagnostic. Tuberculose, syphilis, tumeur ou sporotrichose? Telle est la question que doit se poser désormais le clinicien, en présence d'une altération profonde de l'os ou de l'articulation, à évolution chronique, qu'elle s'accompagne ou non de lésions superficielles ou de troubles de l'état général.

Il convient de souligner l'importance d'un tel diagnostic ; les interventions successives que subit un des malades dont nous rapportons l'observation, et dont on reconnut bien tard l'affection (Jeanselme et Chevalier (obs. XXII), sa guérison rapide par le traitement ioduré suffiraient à la démontrer. Mieux encore, les amputations pratiquées pour des lésions osseuses dont la nature échappa tout d'abord, et rapportées par de Beurmann et Gougerot, dans leur communication sur les sporotrichoses nord-américaines *(Soc. Méd. Hôp.*, Paris, 23 décembre 1910), incitent à la recherche systématique de la mycose dont un diagnostic précoce dictera le traitement, si facile et si simple, et hâtera la guérison.

Le premier diagnostic à faire est un diagnostic clinique ; c'est donc lui que nous exposerons tout d'abord, en résumant les caractères de ces localisations mycosiques, ou, si l'on préfère, en établissant leur diagnostic positif ; nous différencierons ensuite chacune de leurs formes des affections similaires.

Nous donnerons enfin un aperçu rapide du diagnostic bactériologique, dont les diverses épreuves ont été exposées dans de nombreux travaux, et que nous ne saurions détailler dans cette étude.

### I. — DIAGNOSTIC CLINIQUE

L'empâtement et la tuméfaction profonde, le gonflement du segment de membre lésé, et consécutivement la rougeur violacée et l'inflammation de la peau, l'apparition de la fluctuation, puis l'ulcération, les picotements, crampes ou douleurs qui accompagnent ces troubles, tels sont les principaux signes que l'on trouve le plus souvent réunis dans une des localisations osseuses chroniques du sporotrichum. Les données de la radiographie, la ponction au bistouri et l'exploration au stylet montreront l'existence de la lésion profonde de l'os, la gravité de la nécrose. Ce sont là, évidemment, des symptômes assez peu caractéristiques ; il faut y ajouter et mettre en valeur l'apyrexie, l'indolence et la conservation d'un bon état général qui, le plus souvent, donnent à l'affection une physionomie particulière.

Nous avons dit combien fréquemment des gommes, nodules ou ulcérations, accompagnaient ces manifestations ; les caractères de ces éléments, leur accroissement rapide et leur suppuration précoce, leur contenu, l'aspect de l'ulcération aux bords souvent décollés, non infiltrés, au fond non bourbillonneux, à évolution chronique et indolore, leur donnent une physionomie bien spéciale. Le diagnostic clinique de la sporotrichose cutanée est assez facile dans la majorité, des cas ; quand donc la localisation osseuse est accompagnée de telles manifestations cutanées ou souscutanées, le diagnostic en est grandement facilité. Il devient, au contraire, fort difficile ou même impossible, si l'on ne trouve aucune de ces lésions superficielles au moment où le malade est examiné.

### Diagnostic différentiel des sporotrichoses osseuses, articulaires ou synoviales.

Cliniquement, dans bien des cas, c'est par élimination que se fera le diagnostic ; nous allons donc éliminer successivement les diverses affections avec lesquelles ces localisations sporotrichosiques peuvent être confondues.

Les diverses manifestations osseuses et articulaires de la tuberculose et de la syphilis, sont généralement les premières auxquelles songe le clinicien.

La tuberculose, qu'elle s'attaque à l'os, à l'articulation ou à la synoviale, revêt parfois des aspects cliniques tout à fait comparables à ceux de la sporotrichose.

On sait que dans l'*ostéite tuberculeuse*, il faut tenir compte, en outre des antécédents bacillaires fréquents, de la douleur qui est souvent le premier symptôme, de sa localisation en un point, de son intensité nocturne ; on remarquera que la tuméfaction est moins souvent due à une hyperostose qu'à un empâtement fongueux, à une tuméfaction de l'os même, à des collections purulentes formées dans les parties molles para-osseuses. La tuberculose de l'os long est surtout épiphysaire ; la formation des abcès froids sessiles ou migrateurs est assez caractéristique, et MM. de Beurmann, Gougerot, Bith et Heuyer seuls, ont signalé (obs. XXIV) un cas de « sporotrichose avec grands abcès froids multiples », comparables aux abcès froids tuberculeux. Enfin, l'adénopathie a ici une constance et une importance qu'il importe de souligner, puisque ce retentissement ganglionnaire manque habituellement dans la sporotrichose.

La différenciation de ces deux variétés d'ostéites est assez malaisée, lorsqu'elles touchent aux métacarpiens ou aux phalanges ; en d'autres termes, la « spina-ventosa tuberculeuse » et la « spina-ventosa sporotrichosique » sont très proches par leur aspect clinique. On avait signalé, lors des deux premières observations de « spina-ventosa sporotrichosique » ce fait que, à la radiographie, l'os ne paraissait pas altéré, et que, seul, le périoste était altéré ; dans de récentes publications, MM. Jeanselme, Darbois et Chevalier ont montré, que l'os était comme dans la « spina-ventosa tuberculeuse », le siège de phénomènes de nécrose profonde ; c'est donc un argument de diagnostic qui n'a plus de valeur. On pourra tenir compte, malgré que la tuberculose des phalanges ne soit pas rare chez l'adulte, de sa plus grande fréquence chez l'enfant, et l'on tirera parfois quelques indices des lésions tuberculeuses concomitantes. L'une et l'autre de ces affections peut occasionner des déformations et des ankyloses des doigts, ainsi que semble l'indiquer l'observation de Lagoutte et Briau « sporotrichose cachectisante mortelle ». On ne peut songer à en faire le diagnostic rétrospectif, sans avoir recours aux moyens de laboratoire.

Le diagnostic de l'*ostéo-arthrite tuberculeuse* est basé sur des signes semblables : les douleurs plus vives que dans l'ostéo-arthrite sporotrichosique sont calmées par le repos, et souvent éloignées du point lésé ; la contracture musculaire, aboutissant progressivement à la production d'attitudes vicieuses, est un signe de ces altérations tuberculeuses que l'on ne retrouve cité dans aucun cas d'ostéo-arthrite sporotrichosique ; la tuméfaction des ganglions lymphatiques de la région, plus fréquente, et l'atrophie musculaire souvent précoce, enfin l'évolution plus lente de la phtisie peuvent aider au diagnostic ; il faut reconnaître, du reste, que ces manifestations sporotrichosiques ont parfois un aspect absolument semblable à la tumeur blanche tuberculeuse ; c'est le cas du malade de Balzer et Burnier (obs. XXV), qui portait une tuméfaction du poignet dont la nature fut diagnostiquée en raison surtout des lésions concomitantes ; ce fut aussi, vraisemblablement, le cas de ce malade dont Jeanselme et Chevalier (obs. XXII) ont exposé l'observation, et qui subit l'amputation de la cuisse au tiers moyen, pour une tumeur blanche dont l'évolution, extrêmement rapide, semble bien avoir été le fait du sporotrichum qui, quelque temps après, donnait lieu à de multiples altérations, diagnostiquées bactériologiquement.

L'*hydrops tuberculosus* est cliniquement impossible à distinguer de l'hydarthrose sporotrichosique, lorsque celle-ci est l'unique manifestation du sporotrichum, comme ce fut le cas du malade de P. Moure, au début tout au moins ; plus tard, des gommes et abcès permirent le diagnostic. C'est là, une forme clinique extrêmement rare ; il semble que le diagnostic bactériologique seul puisse être fait, après ponction de l'épanchement articulaire.

Enfin, on peut être appelé à diagnostiquer une synovite sporotrichosique ; on pensera toujours à la synovite fongueuse ; le diagnostic est des plus délicats : l'adénopathie constante, l'évolution plus lente dans cette dernière affection, et la concomitance des gommes dans le cas de sporotrichose, ne seront que des indices, et c'est encore sur les recherches bactériologiques que l'on devra compter.

Dans le cas qu'ils ont observé (obs. XVII), Wyse-Lauzun et Rouslacroix ont basé leur diagnostic sur « l'absence des antécédents, la multiplicité et le siège des lésions, la *rapidité de l'évolution*, les caractères propres, la nature du pus très liquide et abondant, l'*absence de fièvre l'état général satisfaisant*, puis sur les préparations et cultures caractéristiques ».

La tuberculose éliminée, le clinicien doit songer aux rapports étroits des manifestations osseuses et articu-

laires, syphilitiques et sporotrichosiques. Le diagnostic de périostite, d'ostéite ou d'arthropathie syphilitique
a été bien souvent porté, alors que le sporotrichum
était seul en jeu. Nous rappellerons, brièvement, quelques-uns des caractères de ces manifestations syphilitiques.

L'existence d'antécédents spécifiques, ou de lésions
concomitantes, le caractère ostéocope et nocturne
des douleurs, l'absence habituelle de suppuration et
de nécrose étendue, enfin l'épreuve du traitement mercuriel (le traitement ioduré étant indiqué aussi bien
pour la syphilis que pour la sporotrichose), sont des
arguments en faveur d'une lésion tertiaire.

Nous ne saurions, toutefois, trop insister sur l'extrême similitude des périostites sporotrichosiques et
des périostites syphilitiques.

Les symptômes douloureux des périostites, relatés
dans un certain nombre d'observations, entre autres
celles de A. Fage (obs. III), Jeanselme et Chevalier
(obs. XXII), et surtout dans celle de Druelle et Chadzynski (obs. IV), où ils atteignent une remarquable
intensité, sont bien faits pour dérouter le clinicien ;
de plus, la similitude du lieu d'élection, l'accroissement, la déformation de l'os irrégulier et bosselé, sont
tout à fait comparables aux hyperostoses syphilitiques.
Dans ces cas surtout, la recherche des antécédents,
les adénopathies et les stigmates de la syphilis devront
être recherchés avec le plus grand soin.

Il nous a semblé que, par contre, les douleurs
étaient rarement signalées dans les gommes osseuses
sporotrichosiques, et que ce signe pouvait être indiqué

pour aider au diagnostic différentiel des deux affections.

Les divers symptômes de la spécificité, que nous avons énumérés plus haut, sont aussi ceux des arthropathies syphilitiques, et serviront à les différencier des manifestations articulaires du sporotrichum, soit qu'il s'agisse d'une arthrite avec empâtement et phénomènes péri-articulaires, ou d'une hydarthrose secondaire, soit qu'il s'agisse, surtout, d'une synovite gommeuse, ou d'une ostéo-arthrite gommeuse, d'une « pseudotumeur blanche » de la période tertiaire.

Il est enfin deux affections qui peuvent égarer le diagnostic de sporotrichose, et causer des erreurs : ce sont l'ostéomyélite chronique d'emblée, et l'ostéosarcome.

L'hyperostose, la suppuration et la nécrose, qui sont l'aboutissant d'une ostéomyélite chronique d'emblée, correspondent exactement aux phénomènes qui accompagnent l'infection sporotrichosique ; il n'est pas de signes différentiels, sur lesquels on puisse baser son diagnostic ; pour le malade de Josset-Moure (obs. X), « le diagnostic d'ostéomyélite chronique avait été posé » ; les douleurs sont vives dans l'ostéomyélite, mais nous avons vu la fréquence de ce symptôme dans la sporotrichose ; l'adénopathie est peut-être plus fréquente dans l'ostéomyélite, et l'importance de l'œdème, des marbrures, des réactions cutanées locales semble plus grande, dans ce dernier cas.

Les douleurs vagues, le gonflement osseux, l'absence de suppuration qui accompagnent l'évolution rapide d'un ostéosarcome des membres au début, en particulier d'un sarcome diaphysaire périostique, peuvent exceptionnellement ressembler aux signes du début d'une infection osseuse sporotrichosique primitive.

Dans les cas rares d'ostéomyélite sporotrichosique avec état général grave et cachexie, dont l'observation de Bonnet est le type, l'affection peut simuler, de très près, une métastase osseuse d'un cancer.

L'allure torpide de la lésion, son siège profond, les douleurs qui l'accompagnent, l'œdème, l'évolution lente, la possibilité d'une fracture spontanée, les données radiographiques, ainsi que l'a souligné M. Destot pour le cas de Bonnet, enfin, les signes généraux eux-mêmes, l'amaigrissement, le teint jaune paille, la cachexie, tout porte à croire à un cancer latent et à une métastase osseuse.

L'examen négatif des viscères, l'absence des signes cliniques de ces néoplasmes, notamment d'adénopathie, les recherches de laboratoire permettront, seules, le diagnostic.

En résumé, la tuberculose, la syphilis, l'ostéomyélite et certaines tumeurs sont très souvent difficiles à distinguer de la sporotrichose osseuse, et la clinique peut être impuissante à les différencier.

Quelques autres affections, telles que certains lipomes, l'arthrite gonococcique, peuvent encore égarer le diagnostic de la sporotrichose ; ce sont là, des cas plus facilement résolus, mais dans lesquels, cependant, la bactériologie ne perd pas ses droits.

## II. — DIAGNOSTIC BACTÉRIOLOGIQUE

Ce diagnostic est la confirmation du diagnostic clinique ; la difficulté très grande de ce dernier, son impossibilité en certains cas, indiquent quel est l'intérêt des recherches de laboratoire, qui parfois, il faut l'avouer, mettent seules sur la voie du diagnostic ; ce n'est plus une simple confirmation, c'est une indication sûre, qu'elles nous fournissent. On ne saurait donc rien leur enlever de leur importance, et l'on doit reconnaître qu'elles sont indispensables.

Nous n'entreprendrons pas de les étudier, pour ne pas rééditer des travaux très complets auxquels nous ne pouvons rien ajouter de nouveau. Il nous suffira de rappeler, que les méthodes de laboratoire sont très nombreuses : recherche directe du parasite dans le pus et les lésions, cultures que l'on ne craindra pas de renouveler après un premier échec, sporo-agglutination et fixation du complément, intra-dermo-réaction et sub-cuti-réaction sporotrichosiques, recherche du mycélium dans le mucus bucco-pharyngien. On peut y ajouter l'inoculation du pus ou de cultures à des animaux réceptifs.

De toutes ces méthodes, la première en importance et en valeur, et aussi la plus facile, est la culture ; en second rang, vient la sporo-agglutination.

Récemment, dans *la Clinique* (14 avril 1911), Gougerot donnait d'excellents conseils pratiques pour la culture, exposant notamment son procédé rapide de la « coulée du pus sur verre sec ». Ces données rendent le diagnostic bactériologique accessible à tous; elles sont fort intéressantes pour le praticien.

# ÉVOLUTION. PRONOSTIC

La chronicité est un des principaux caractères de l'évolution des localisations osseuses et périostiques ; lorsque, assez tôt, celles-ci ont été reconnues et diagnostiquées par la clinique et les recherches bactériologiques, la rapidité de la guérison, la rareté des complications, en font une affection relativement bénigne et d'un pronostic favorable.

Quelle est l'évolution d'un des cas les plus fréquents de sporotrichose osseuse, d'une ostéite tibiale, par exemple ?

A une période prodromique assez incertaine, et marquée seulement de picotements, de crampes, de douleurs vagues, d'un peu d'empâtement, et de tuméfaction en un point de la jambe, succède une période d'état pendant laquelle ces symptômes locaux ont pris toute leur importance ; les douleurs peuvent devenir plus vives ; la réaction ganglionnaire existe parfois. Assez rapidement, la peau devient le siège de réactions inflammatoires, d'une pigmentation assez particulière, puis, un point fluctuant est perceptible, par lequel la gomme s'abcédera et se fistulisera ; par l'ulcération provoquée par la ponction ou spontanée, un pus jaunâtre, visqueux s'évacuera, parfois mêlé de séquestres. Quelques phénomènes généraux peuvent accompagner cette évolution ; à partir de ce stade, la lenteur de l'évolution est à remarquer.

Abandonnée à elle-même, la lésion a bien peu de chances de rétrocéder ; on ne peut guère citer que le cas de Lebar et Saint-Girons, où, sans traitement ioduré, la guérison soit survenue.

Au contraire, le traitement si simple, institué aussitôt le diagnostic posé, amènera très rapidement une amélioration notable, la rétrocession des lésions, et, finalement, la guérison. Nous avons insisté, au chapitre « Anatomie pathologique », sur l'aspect radiographique des lésions en voie de régression : l'effet du traitement est donc hors de doute. Il est rapide ; prolongé, il est certain.

Que la localisation du sporotrichum se fasse à l'os, à l'articulation, à la synoviale ; qu'elle soit accompagnée de lésions gommeuses ou qu'elle soit primitive, l'évolution est, le plus souvent, conforme à celle que nous venons de décrire.

Il est toutefois quelques formes cliniques, dont l'évolution n'est pas aussi simple ; nous voulons parler de ces cas, assez semblables à l'ostéite spécifique ou à l'ostéosarcome au début, et dans lesquels la lésion ne tend pas à gagner la périphérie, à s'abcéder, et évolue avec une extrême lenteur ; mais nous avons surtout en vue ces cas, rares il est vrai, où l'allure aiguë et grave de l'affection lui donne une physionomie tout particulière.

Ici, la sporotrichose a d'emblée une allure grave ; les

phénomènes généraux qui en marquent le début persistent à la période d'état. Les troubles locaux, les gommes concomitantes, n'ont pourtant pas une gravité particulière ; il semble bien qu'il s'agisse là de « sporotrichoses aiguës hématogènes », ainsi que l'a indiqué Bruno-Bloch. Sous l'influence du traitement, on peut amender ces signes graves, améliorer ce fâcheux état général, mais l'échec de l'iodure a été constaté, et, ainsi que le prouve le cas de Lagoutte et Briau, la cachexie peut survenir, et amener assez rapidement un dénouement fatal. Evolution exceptionnelle, à vrai dire, mais possible.

Nous avons souligné l'efficacité de la cure iodurée, et son action si favorable à l'évolution. Celle-ci peut être compromise du fait de l'intolérance du malade, et de l'apparition de phénomènes d'iodisme ; nous verrons, au chapitre du traitement, qu'il est possible de tourner la difficulté, et d'agir par divers procédés très actifs et dépourvus de cet inconvénient.

Il ne nous reste qu'à indiquer quelques complications, que semblent expliquer soit un diagnostic tardif, soit un traitement trop tôt suspendu, soit l'intolérance absolue du malade, à l'égard de l'iode ; le processus de nécrose a lésé très profondément l'os ou l'articulation, et le traitement tardif échoue ; on peut alors voir survenir des accidents tels que l'ankylose des doigts, notée dans leur observation par MM. Lagoutte et Briau (obs. XIV), ou la fracture spontanée observée par M. Bonnet, à Lyon (obs. XII) [1].

<hr>

[1] Au moment de terminer notre travail, nous avons connaissance de la thèse de Zeiliger « Les fractures spontanées dans la sporo-

Les récidives sont aussi à craindre ; elles ne surviendront guère, que dans les cas où le traitement aura été insuffisant, et les prescriptions négligemment observées.

Nous ne ferons que mentionner les accidents dus à l'infection de la plaie sporotrichosique, par des germes secondaires.

Il est facile de tirer des éléments de pronostic de ces quelques considérations.

Les formes graves, les complications et accidents sont extrêmement rares, dans la sporotrichose osseuse et articulaire.

Le diagnostic précoce et l'institution du traitement ioduré, à haute dose et prolongé, assurent au malade la guérison rapide et certaine. Cette affection, reconnue et traitée, peut évoluer lentement, mais elle est, en somme, d'un heureux pronostic.

trichose». Nous regrettons de n'avoir pu, faute de temps, nous procurer cet ouvrage; nous nous contenterons d'en donner l'indication bibliographique.

# TRAITEMENT

Il est extrêmement rare que les lésions sporotrichosiques, osseuses ou articulaires, rétrocèdent d'elles-mêmes; on ne peut citer que le cas de Lebär et Saint-Girons (obs. XVI), où la guérison se soit faite spontanément.

En principe, aussitôt le diagnostic posé, il faut instituer le traitement ioduré.

On prescrira l'iodure de potassium, généralement à la dose de 3 à 4 grammes, mais il pourra être utile de l'augmenter et d'ordonner 6 grammes, par exemple (obs. XXIV).

On ne craindra pas d'agir à doses fortes, et l'on peut citer le cas de Bonnet (obs. XXVI), où un traitement ioduré faible ne produisit aucun résultat, alors que la guérison fut très rapide avec une forte dose d'iodure de potassium. Il importe de bien savoir que l'échec, même complet, d'un traitement ioduré à dose faible, n'est nullement un argument contre le diagnostic de sporotrichose.

Ce traitement doit être, en général, longtemps continué, et l'on voit des malades qui rechutent, chaque fois que l'on arrête le traitement.

L'emploi du sirop iodo-tannique à raison de quatre

cuillerées à soupe par jour a donné parfois d'heureux résultats (obs. XXIV).

Toutefois, les phénomènes d'intolérance connus : coryza, larmoiement, épistaxis, pharyngite, laryngite et céphalée, sont de nature à gêner quelquefois ce traitement (obs. VI). Chez certains malades, ils surviennent à des doses très faibles d'iodure, et sont extrêmement pénibles.

On a dû parer à cet inconvénient, par différentes méthodes que nous ne ferons que citer : quelques-uns ont utilisé la teinture d'iode à l'intérieur, à raison de XX gouttes par jour ; le résultat ne semble pas devoir être bien intéressant ; d'autres ont employé les lavements à l'iodure de potassium, à raison de 2 à 4 grammes par jour ; ces doses ont été bien supportées (obs. IV). Enfin les injections intra-musculaires de lipiodol ont rendu des services chez certains intolérants (obs. IV et VI) ; on fera des injections bi-hebdomadaires à dose progressive de 5 à 8 centimètres cubes.

Pour les cas où la lésion osseuse s'accompagne de gommes, d'ulcérations, de fistules, il y a lieu de combiner ce traitement interne à un traitement local.

Dans la cavité des abcès, on injectera une solution iodo-iodurée, telle que liqueur de Lugol, ou liqueur de Gram diluée de deux parties d'eau (obs. IV et VI).

On peut aussi toucher les ulcérations avec de la teinture d'iode alcoolisée, mais c'est là une pratique très douloureuse et peu recommandable. Le traitement local arsenical a été expérimenté par Gougerot chez trois malades. Cet auteur avait en effet constaté « que le sporotrichum est tué par l'addition de I goutte de

solution d'arsénite de potasse ou d'arséniate de soude
(= : 0,0125), versée dans 10 centimètres cubes de
bouillon, alors qu'au contraire, le champignon se développe abondamment dans des solutions iodurées à
10 pour 100». Ces expériences ne suffisent pas, cependant, pour préconiser ce traitement local arsenical.

La guérison des lésions et leur disparition, nous le
répétons, ne doivent pas autoriser à suspendre tout
traitement, et il est prudent de prescrire l'iodure de
potassium pendant plusieurs mois, si l'on ne veut
s'exposer à de fâcheuses récidives.

Signalons le cas unique de Lagoutte et Briau (obs.
XIV), où le traitement ioduré a subi un échec et n'a
pas arrêté l'évolution grave de la maladie.

Ajoutons que, dans les formes très douloureuses de
la sporotrichose osseuse, M. Bonnet (obs. XII), a vu, sous
l'influence du salicylate de soude et des bains chauds,
les phénomènes douloureux s'amender, et l'œdème se
résorber quelque peu.

Enfin, dans les cas exceptionnels, où le traitement
médical n'a pas abouti, on aura recours au traitement
chirurgical. L'incision d'un abcès sterno-claviculaire
fut pratiquée par Bruno-Bloch ; dans l'observation de
Lagoutte et Briau (obs. XIV), il y eut curettage, puis
abrasement des lésions, qui furent ensuite touchées à la
teinture d'iode ; ces auteurs recommandent de ne pas
accentuer ce traitement, d'être discret.

Les cas d'intervention sont, on le voit, très rares, et
la simplicité du traitement médical, si rapidement actif,
en fait le traitement vrai de la sporotrichose osseuse et
articulaire.

# EXPÉRIMENTATION

## SPOROTRICHOSE OSSEUSE
## ET OSTÉO-ARTICULAIRE EXPÉRIMENTALE
## ET SPONTANÉE CHEZ L'ANIMAL

La recherche expérimentale des lésions sporotrichosiques était intéressante au premier chef : elle devenait le point de départ de travaux et de constatations anatomo-pathologiques multiples, tant au point de vue des localisations qu'au point de vue de l'altération des tissus ; elle permettait de suivre de très près l'évolution du processus pathologique ; elle pouvait apporter, du fait des inoculations, un élément nouveau au diagnostic.

Et de fait, dès 1906, MM. de Beurmann et Gougerot, dans leurs articles « les Sporotrichoses ·hypodermiques », parus en octobre, novembre et décembre, dans les *Annales de Dermatologie et de Syphiligraphie*, s'étaient occupés de l'expérimentation, avaient défini les conditions les plus favorables à l'inoculation des cultures, et apporté d'intéressantes constatations sur l'inconstance et la variabilité des résultats en matière d'inoculation, sur les erreurs d'interprétation, enfin

sur les procédés de choix (celui de Pinay entre autres),
appelés à favoriser ces expériences.

Dans la suite, ces auteurs ont exposé les résultats de
leurs expériences, dans différents travaux ; ils ont
notamment constaté la diversité des localisations du
sporotrichum, la fréquence des localisations osseuses
qu'ils ont analysées très minutieusement. Grâce à eux,
la sporotrichose expérimentale est aujourd'hui connue ;
nous ajouterons toutefois à l'exposé intégral des travaux des auteurs, quelques considérations qui se
dégagent des expériences pratiquées par notre maître,
M. Bonnet.

Il était aussi intéressant d'établir un parallèle entre
ces sporotrichoses provoquées chez l'animal, et les
sporotrichoses spontanées de ce dernier ; c'était en
quelque sorte contrôler l'expérience ; des travaux ont
été publiés à ce sujet. Nous avons cru bon de rattacher
à ce chapitre d'expérimentation, le résumé des constatations faites par les auteurs ; ce n'est plus à vrai dire
de l'expérimentation pure, mais c'est presque là une
confirmation des données expérimentales, un corol-
laire des recherches de laboratoire, et à ce titre la
place que nous leur donnons dans ce chapitre, au second
rang il est vrai, nous paraît justifiée.

## I. — SPOROTRICHOSE EXPÉRIMENTALE OSSEUSE
### ET OSTÉO-ARTICULAIRE

Dès leurs premiers travaux de 1906, de Beurmann
et Gougerot laissaient entrevoir la possibilité de lésions
osseuses sporotrichosiques ; leurs travaux des années

suivantes, exposés dans le *Bulletin de la Société médicale des Hôpitaux de Paris*, en mai 1908, ont apporté la justification de cette hypothèse ; en même temps, ils permettaient de concevoir des lésions analogues dans la sporotrichose humaine, et incitaient à rechercher systématiquement le sporotrichum, dans nombre de cas où le diagnostic de tuberculose ou de syphilis se trouvait peu justifié.

La conception de la sporotrichose, maladie des os ou des articulations, aussi bien que du derme et des muscles, se trouva bientôt justifiée par l'observation clinique, et lorsqu'en 1909 les mêmes auteurs publiaient dans la *Revue de Chirurgie*, une revue générale de la sporotrichose osseuse, cinq cas avaient déjà été publiés. Cela seul rendrait compte de l'intérêt et de l'utilité des recherches expérimentales, si, comme nous l'avons dit, les données anatomo-pathologiques ou diagnostiques qu'elles fournissent, ne les justifiaient surabondamment.

De Beurmann, Gougerot et Vaucher ont étudié les manifestations sporotrichosiques chez plusieurs animaux : le rat, le chien, le lapin, le chat. A vrai dire, les résultats varient beaucoup, suivant l'espèce ; dès leur première communication de mai 1908, à la Société Médicale des Hôpitaux de Paris, ces auteurs indiquaient le rat comme l'animal le plus sensible aux inoculations de sporotrichum, et chez lequel les manifestations sporotrichosiques sont les plus variées et les plus remarquables.

Lutz et Splendore, du Brésil, ont eux aussi expérimenté sur le rat ; malheureusement, ils n'ont fait qu'in-

diquer les lésions osseuses, négligeant d'en donner la
description anatomique et se bornant à indiquer la
« nécrose des pattes », ou l'enflure des jointures.

Il convient enfin de citer le cas observé par Brissaud
et Rathery, exposé au Congrès de Médecine de Paris
en 1907 : l'inoculation de sporotrichum à la patte d'une
souris blanche provoqua de gros abcès intra-articu-
laires ; le pus de ces abcès donna naissance à des
cultures de sporotrichum pur.

Nous n'avons trouvé, concernant le chien, que le cas
de de Beurmann, Gougerot et Vaucher : « sporotrichose
expérimentale généralisée du chien », dans lequel les
lésions chroniques osseuses sont très intéressantes.

Pour ce qui est de la sporotrichose expérimentale du
lapin, elle n'a apporté aucun élément, aucune particularité à notre sujet. Au début de leur communication à
la Société médicale des Hôpitaux de Paris, du 10 juillet 1908, de Beurmann, Gougerot et Vaucher s'expri-
ment ainsi : « Le lapin adulte présente une plus grande
résistance que les jeunes lapereaux, à l'infection sporotrichosique. Encore les inoculations faites à ceux-ci
restent-elles souvent négatives. La sporotrichose du
lapin est loin de présenter la même richesse de formes
que celle du rat... Les localisations sont multiples. »
Peut-être la résistance du lapin au sporotrichum
entraîne-t-elle cette pénurie des formes ; toujours est-il
que les localisations osseuses paraissent avoir manqué ;
nous ne pouvions donc que signaler ces recherches, et
nous n'insisterons pas davantage.

Chez le chat, enfin, ces auteurs ont vu des périostites
et des gommes osseuses de la face, qui ont fait l'objet

d'une communication à la Société de Biologie, en février 1909.

Nous exposons ci-dessous, intégralement, leurs recherches et observations les plus remarquables sur la sporotrichose osseuse du rat et du chien ;

*Bulletins et Mémoires de la Société médicale des Hôpitaux de Paris*, la sporotrichose du rat. De Beurmann, Gougerot et Vaucher, pp. 718-733, 22 mai 1908.

« Les recherches que nous avons poursuivies depuis deux ans, nous ont prouvé que l'animal le plus sensible aux inoculations de *sporotrichum Beurmanni* est le rat. C'est chez cet animal que la sporotrichose revêt les formes les plus variées et les plus importantes, en raison de leur ressemblance avec un grand nombre d'affections humaines. Les lésions sporotrichosiques généralisées du rat se produisent aussi bien à la suite de l'inoculation sous-cutanée qu'à la suite de l'inoculation péritonéale, et on les obtient avec la plupart des races de *sporotrichum Beurmanni*.

« On observe toute la série des sporotrichoses généralisées.....

« Il se produit des localisations *sur tous les organes :* péritoine, foie... etc, etc... muscles des membres, *os, articulations et gaines synoviales*, hypoderme, derme et épiderme . . . . . . . . . . . . . .

« Dans *les os et dans les articulations*, le sporotrichum crée des ostéo-arthrites granuleuses ou abcédées, des ostéites suppurées avec abcès émigrant à l'extérieur, fistulisés à la peau, des synovites à grains, des ostéites et des périostites hypertrophiantes, processus

ressemblant de tous points aux lésions ostéo-articulaires et synoviales de la bacillose de Koch ».   .   .   .

### 1. — Sporotrichose généralisée chronique :
### péritonite fibro-caséeuse et ostéo-arthrites,
### abcès osseux fistulisés, synovites.

« Les rats 5 et 6 (femelles) sont des exemples de cette
forme. Ils ont reçu dans le péritoine en deux fois : le
premier, 2 centimètres cubes de *sporotrichum Beurmanni*, Ros. et Lec. ; le deuxième, 1 centimètre cube
de *sporotrichum Beurmanni*, Lec. ♂, les deux fois. Ils
ont été sacrifiés : le premier, le 155e jour ; le second,
le 168e jour.

« Au point d'inoculation, ils présentent un chancre
circulaire ulcéré, avec enduit purulent. Au-dessous, et
à ce niveau, les anses intestinales adhèrent fortement
à la paroi ; le foie et la rate, l'estomac, les anses intestinales sont agglomérés par des adhérences fibreuses,
limitant des sporotrichomes indurés ou suppurés de 1,
3 et 4 millimètres. Parfois, ces abcès s'agglomèrent en
« gâteaux », de 20 millimètres de diamètre. L'ensemble
forme une masse impossible à disséquer. L'épiploon
est bourré d'innombrables sporotrichomes. La coupe
des plus gros gâteaux et des abcès, montre une mem-
brane pyogénique épaisse et fibreuse, contenant un pus
gommeux. Le foie et la rate sont envahis ; leur paren-
chyme est parsemé de « tubercules » sporotrichosiques.
Les trompes et les méso-salpinx sont englobés dans la
péritonite. Sur la plèvre diaphragmatique sont dissé-

minées quelques granulations ; les ganglions axillaires
sont tuméfiés et piquetés de petits abcès.

« En résumé, péritonite fibro-caséeuse chronique,
identique à la péritonite tuberculeuse bacillaire du
même nom, qui, si souvent, envahit la plèvre et les
ganglions.

« On constate, de plus, les lésions suivantes : des
ostéo-arthrites de l'articulation tibio-tarsienne et de la
cinquième articulation tarso-métatarsienne démontrées
pendant la vie par la radiographie, avec poches purulentes bombant sous le périoste.

« Aux deux pattes postérieures, des abcès intra-
osseux, à l'intérieur du calcanéum, l'un formant une
vaste caverne, l'autre fistulisé à la peau qui présente
une étroite ulcération de 1 millimètre.

« Enfin, une synovite à grains de la gaine du quatrième tendon extenseur.

« La queue présente des tuméfactions étagées, qui
lui donnent un aspect moniliforme. Plusieurs de ces
nodosités sont ulcérées à leur sommet. Sur le dos de la
queue, près de sa racine, on voit une large ulcération
croûteuse ovalaire, longue de 15 millimètres, large de
6 millimètres, entamant le derme, et plus bas, de
petites ulcérations, arrondies, croûteuses, de 2 à 4 millimètres. Ces petites ulcérations sont les fistules cutanées d'abcès intra-osseux.

« La queue est en effet parsemée d'abcès, nés dans
les ligaments intervertébraux et dans les disques vertébraux. Les abcès intra-osseux siègent au centre de la
vertèbre dans sa partie spongieuse ; ils sont limités par
une bande jaunâtre translucide d'ostéite raréfiante, de

o,5 à 1 millimètre de large, en dehors de laquelle l'os reprend sa teinte normale ; la coque d'os compact ne paraît pas atteinte. »

**2. — Sporotrichose chronique généralisée. Péritonite granuleuse discrète, ascitique, avec orchite suppurée, fistulisée à la peau, ostéo-arthrite et ostéite raréfiante du tibia et du péroné.**

« Les rats 7 et 8 (mâles) ont été inoculés dans le péritoine avec 1 centimètre cube de *sporotrichum Beurmanni* V.

« Rapidement, les deux testicules sont envahis, les bourses sont volumineuses ; vers le quarantième jour les sporotrichomes testiculaires se fistulisent et ulcèrent a peau ; en plusieurs points, il se forme une sorte de, longus ; les testicules abcédés sont presque entièrement détruits. Les rats meurent : le premier, le cinquantième jour ; le second, le soixante-troisième jour.

« A l'autopsie, toute trace du point d'inoculation a disparu.

« Dans le péritoine et sur les viscères, quelques tubercules peu nombreux sont partout disséminés. La séreuse contient un liquide clair. Les viscères abdominaux, foie, rate, sont envahis de petites granulations. Il n'y a pas d'adhérences entre les anses intestinales.

« Le peu d'intensité de la péritonite contraste avec la destruction presque complète des deux testicules par les sporotrichomes.

« Les autres viscères sont peu ou pas atteints ; on ne relève que quelques granulations sur la plèvre diaphragmatique et dans les ganglions axillaires.

« Le tibia et le péroné de la patte postérieure droite sont augmentés de volume, dans leur moitié inférieure, et déformés par une ostéite hypertrophiante. Dans toute la moitié inférieure, la face interne du tibia, qui normalement est concave, est boursouflée, saillante ; l'os est blanc, opaque, alors que sur un tibia normal il est blanc bleuté et légèrement transparent.

« Autour des articulations tibio-tarsienne et tarso-métatarsienne, les interlignes et les tissus articulaires sont parsemés de fines granulations sans gros abcès. A l'ouverture de l'articulation tibio-tarsienne, la cavité articulaire ne contient pas de pus, la surface synoviale est lisse, mais laisse transparaître de fines granulations intra-osseuses. »

Et plus loin, les auteurs ajoutent en manière de conclusion :

« Aux articulations, aux os et aux synoviales, elle reproduit des arthrites avec abcès froid, des ostéites avec abcès intra-osseux fistulisés, ulcérant la peau par un long et étroit trajet dans les parties molles, des périostites et des ostéites hypertrophiantes. Ces modalités représentent les principales modalités de la tuberculose ostéo-articulaire de l'enfant. La sporotrichose a même créé, une fois, une synovite à petits grains d'une gaine d'un tendon extenseur comparable, toutes proportions gardées, à la synovite à grains riziformes de la tuberculose. »

### 3. — Périostite suppurée faciale.

« Le rat n° 2, inoculé dans la patte postérieure

gauche avec o,5 centimètres cube de *sporotrichum Beurmanni* β, mort au cent trente-septième jour de sporotrichose viscérale, a présenté des métastases cutanées et osseuses.

Des métastases se font faites à la peau et dans les os. La dernière apparue est une infiltration hypodermique et périostée de la face latérale droite du museau. Cette lésion est recouverte d'une croûte, brun grisâtre, qui se détache facilement ; au-dessous d'elle, on découvre une ulcération large de 10 millimètres, peu profonde et seulement dermique, à bords irréguliers, presque polycycliques ; son fond est plat, quoique inégal ; la lésion dermique ulcérocroûteuse ne communique pas avec la lésion hypodermique périostée, qui est beaucoup plus étendue qu'elle. La lésion profonde décolle l'hypoderme et le périoste, sur une très large surface ; elle occupe toute la face latérale droite du museau, atteint l'orbite et empiète même sur le côté gauche ; l'os dénudé est rugueux, irrégulier, terne, piqueté de points rouges. »

### 4. — Sporotrichose généralisée chronique. Ostéite et rhinite sporotrichosiques.

*Bulletins et Mémoires de la Société médicale des Hôpitaux de Paris*, Sporotrichose expérimentale généralisée du chien (présentation de pièces). De Beurmann, Gougerot et Vaucher, pp. 9-23, 3 juillet 1908 ; p. 15.

« Ce chien, âgé de vingt jours, a été inoculé en décembre 1907, en même temps que les chiens n°ˢ 13 et 14, avec la même émulsion de sporotrichum γ, mais il n'a reçu qu'1 centimètre cube, alors que les chiens n^os 13 et 14, qui moururent de sporotrichose, reçurent de 2 à 3 centimètres cubes.

« L'animal présenta quelques phénomènes d'infection : tristesse, abattement, et l'on put mettre en évidence la généralisation de l'infection, par la culture du sang de la veine externe de la patte postérieure. Cette culture fut, en effet, positive au sixième jour. Lentement l'animal s'est remis, restant maigre et poussant mal : de 1.350 grammes en décembre 1907, son poids est monté en juillet 1908 à 20 kg. 500.

« En mars et en avril 1908, il présente des localisations chroniques : rhinite, ostéite de la patte postérieure (radiographie). La rhinite est séreuse, puis séro-purulente, accompagnée de jetage et d'élimination de croûtes brunâtres. La respiration est difficile ; elle régresse en juin et semble maintenant terminée. L'ostéite a débuté au commencement d'avril ; elle est localisée à la première phalange du cinquième doigt de la patte postérieure, puis le doigt se tuméfie ; le sommet de la tuméfaction s'ulcère et se recouvre d'une croûte brunâtre ; rapidement l'ulcération cutanée se cicatrise, et il reste une exostose saillante indolente. L'animal paraît guéri. »

Au moment même où étaient faites les communications que nous venons de citer, MM. Hudelo et Monier-Vinard, à la fin de l'observation II, de leur communication à la Société médicale des Hôpitaux de Paris, « deux cas de sporotrichose » (12 juin 1908), rapportaient les résultats de l'inoculation à deux souris du pus d'une gomme intra-musculaire, et insistaient sur l'arthrite suppurée qui, consécutivement, était apparue chez l'une d'elles :


*Bulletin et Mémoires de la Société médicale des Hôpitaux de Paris)*, Hudelo et Monier-Vinard (avec la collaboration de MM. Braun et E. Merle, 12 juin 1908). — Deux cas de sporotrichose (localisations hypodermiques, intra-musculaires et probablement synoviales, pp. 914-921).

On relève, à la fin de l'observation II (p. 921), un cas avec lésion unique intra-musculaire : « Deux souris furent inoculées avec le pus prélevé ; chacune reçut, en injection sous-cutanée, un quart de centimètre cube de pus. Le 3 mai, une des souris mourut après avoir présenté une ulcération étendue et suppurante, au point où fut pratiquée l'injection. Le 15 mai, la deuxième souris mourut, ayant aussi une ulcération étendue au point d'inoculation, et, en outre, une arthrite suppurée de l'articulation tibio-tarsienne droite. Le pus de l'arthrite et celui des ulcérations contenaient de nombreuses formes parasitaires, dont les cultures confirmèrent qu'il s'agissait bien du sporotrichum. »

On peut juger, d'après le seul exposé de ces expériences, de l'extrême diversité des localisations du sporotrichum dans le système osseux : ostéo-arthrite, abcès osseux fistulaire, ostéite raréfiante du tibia et du péroné, abcès des disques vertébraux de la queue, périostite suppurée de la face.

On pouvait, dès lors, s'attendre à retrouver toutes ces formes dans les manifestations sporotrichosiques humaines ; les observations cliniques ne sont, en effet, ni moins variées, ni moins nombreuses.

Toutefois, un fait frappe : elles nous montrent l'analogie frappante des altérations anatomo-pathologiques chez l'homme et chez l'animal ; elles n'indiquent pas, il est vrai, de localisations vertébrales humaines, comparables à celles que l'on constate si fréquemment chez le rat, mais elles font bien ressortir la similitude des lieux d'élection, soit au voisinage de l'articulation tibio-tarsienne, soit au voisinage du poignet. Si l'on passe en revue tous ces cas expérimentaux, si chez le chien, le chat et le lapin, les lésions sont bien supportées, chez le rat il n'en serait pas de même, l'inoculation serait toujours suivie de généralisation et aurait une extrême gravité. Les rats 5 et 6, inoculés par de Beurmann, Gougerot et Vaucher, présentaient une sporotrichose généralisée chronique, avec péritonite fibro-caséeuse, ostéo-arthrite, abcès osseux, synovite.

Leurs rats 7 et 8 meurent, au cinquantième et au soixante-troisième jour, et les auteurs constatent une sporotrichose chronique généralisée, avec péritonite granuleuse discrète ascitique, avec orchite suppurée et des lésions osseuses.

Leur rat n° 2 meurt au cent trente-septième jour avec une sporotrichose viscérale et des métastases osseuses.

Les souris inoculées par Hudelo et Monier-Vinard meurent très rapidement.

On pourrait donc penser que la sporotrichose revêt toujours, chez le rat, ce caractère de gravité, et l'on serait tenté de conclure que l'identification des faits expérimentaux et des faits cliniques n'est point absolue, que l'expérimentation se trouve en quelque sorte en défaut, puisque, tout en mettant sur la voie des localisations osseuses, elle peut entraîner à considérer la sporotrichose comme plus grave qu'elle n'est en réalité. Mais, il ressort nettement des expériences et inoculations faites par M. Bonnet que le rat, tout aussi bien que le chien, le chat ou le lapin, peut être atteint uniquement dans son système osseux ; qu'il est des cas où la généralisation du sporotrichum n'a pas lieu, et où il se localise d'emblée sur les os ou les articulations. Les rats inoculés par M. Bonnet étaient au nombre de quatre. Ils ont présenté, rapidement, la lésion testiculaire classique, mais ils n'ont eu à aucun moment de troubles graves, et ont paru se ressentir très peu de l'inoculation. Au bout de quelque temps, apparurent des lésions ostéo-articulaires aux pattes, au niveau de l'articulation tibio-tarsienne notamment, des lésions nodulaires du tibia et du péroné, des tuméfactions étagées, au niveau de la queue, tout à fait comparables à celles des rats 5 et 6 de de Beurmann, Gougerot et Vaucher. Quelques-unes de ces lésions se fistulisèrent, les autres restèrent à l'état de nodules ou d'indurations. L'évolution de ces manifestations chroniques a été fort longue. Les rats vivaient très normalement, et sans paraître se ressentir de leurs lésions.

Au bout d'un an et demi, rien n'étant survenu dans cet état, M. Bonnet se décida à les sacrifier. Il constata la parfaite intégrité de leurs organes, et la seule localisation du sporotrichum sur le système osseux ; il s'agissait de lésions osseuses multiples : décollements

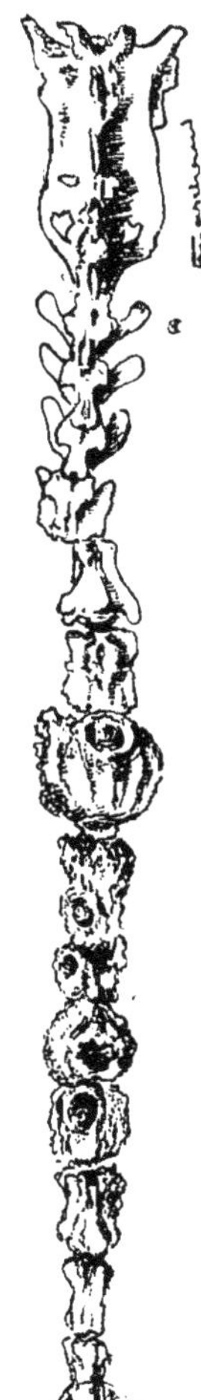

Lésions sporotrichosiques des
vertèbres de la queue du rat.

(Collection du D^r Bonnet)

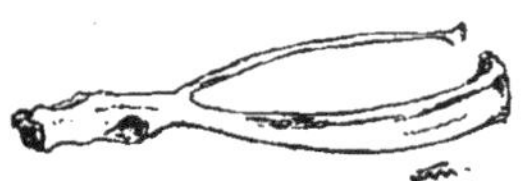

Lésion sporotrichosique du tibia.

(Coll. du D^r Bonnet)

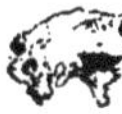

Abcès sporotrichosique
de l'astragale.

(Coll. du D^r Bonnet)

épiphysaires, petits abcès osseux, du genre de celui que
nous reproduisons ; nécrose d'un petit os, de l'astragale
complètement déformé, creusé d'une véritable géode,
irrégulier, bosselé, méconnaissable; enfin, les vertèbres de la queue étaient atteintes, les disques vertébraux étaient rongés, creusés, boursouflés, irréguliers,
complètement déformés, tels ceux que nous reproduisons ci-contre ici.

On peut voir par là, combien ces lésions sporotrichosiques étaient importantes et profondes, et il n'est pas
sans intérêt d'insister sur ce fait, qu'elles ne se sont pas
accompagnées d'autres lésions viscérales, de troubles
graves; c'est souligner du même coup l'analogie des
données expérimentales et des faits cliniques, l'intérêt
et la valeur de l'expérimentation.


## II. — SPOROTRICHOSE SPONTANÉE OSSEUSE ET OSTÉO-ARTICULAIRE CHEZ L'ANIMAL


La sporotrichose est apparue spontanément chez le
rat, chez le chien et chez le mulet; il est vraisemblable
que la rareté des cas est due aux difficultés de l'observation et des recherches; que les atteintes du sporotrichose sont plus fréquentes dans les espèces animales,
et que des travaux ultérieurs apporteront des précisions à ce sujet.

L'observation la plus remarquable a été faite par
MM. Gougerot et Caraven, et exposée par eux dans la
*Presse Médicale* du 27 mai 1908, sous le titre : « Spo-
rotrichose spontanée du chien ». Ce sont là les premiers

cas signalés chez cet animal : ils nous montrent notamment que, chez le chien, le sporotrichum peut produire des lésions tout à fait comparables à celles que l'on voit dans le rachitisme. S'il est vrai que, jusqu'ici, rien de semblable n'a été décrit chez l'homme, il est bien permis de penser que l'étude de la sporotrichose chez l'enfant apportera quelques points de comparaison et établira un rapprochement.

La précision et les détails de l'observation nous ont incité à l'exposer presque intégralement.

Gougerot et Caraven, *la Presse Médicale*, 27 mai 1908. — Sporotrichose spontanée du chien, gommes hypodermiques, péritonite granuleuse et gomme hépatique.

Ces cas ont été observés chez de tout jeunes chiens, issus de la même mère (du type chien de berger) : cette chienne, qui n'avait jamais séjourné au laboratoire, et ne quitta pas la salle de garde à Laënnec, mit bas, le 6 décembre 1907, dix petits chiens ; il semble certain que cette chienne, toujours bien portante, ne transmit pas la mycose à ses rejetons. L'un de ceux-ci mourut, sans cause connue, cinq jours après sa naissance ; deux autres ont été conservés et devinrent forts et vigoureux ; quatre furent employés à des expériences de laboratoire ; restent les trois chiens atteints de sporotrichose spontanée (chiens n^os 9, 10 et 11).

Ces chiens nourris par la mère, puis au lait stérilisé, ont été tenus à l'abri de toute contamination accidentelle de laboratoire. Ils étaient couchés dans une grande caisse remplie de foin ; « là paraît être l'origine de l'infection ; on sait que le sporotrichum vit dans la nature à l'état de saprophyte, sur les végétaux ».

Quelques jours après la naissance, parurent les premiers symptômes de la maladie.

Le chien 9 fut malade vingt-huit jours, se cachectisa et mourut ; à l'autopsie, on trouva une « péritonite à granulations pseudo-tuberculeuses et gommes du foie ».

Le chien 11 eut deux gommes cervicales et mourut quelques jours après, peut-être de froid.

Enfin, le chien 10 est pour nous particulièrement intéressant : il eut trois gommes hypodermiques cervicales ; « en même temps, ses articulations tibio-tarsiennes antérieures étaient douloureuses et tuméfiées, les deux pattes antérieures se déformaient ».

Or, les gommes qui avaient débuté, par des nodules indurés, hypodermiques, se ramollirent, adhérèrent au tégument qui s'ulcéra ; les ulcérations sécrétaient une sérosité visqueuse, et non du pus vrai. Ce pus était formé de polynucléaires avariés et de macrophages ; sur lame, on ne voyait pas de sporotrichum court. « Cultivé sur milieu de Sabouraud, ce pus a donné une culture assez abondante de *sporotrichum Beurmanni*. » Après une longue séparation, avec broyage en points séparés sur carotte glycérinée tartrique, on obtint des cultures pures de *sporotricha Beurmanni* variété γ.

En mai 1908, ce chien 10 est encore vivant ; les gommes se sont résorbées et les ulcérations se sont cicatrisées. « Les articulations défoncées, noueuses, sont indolentes. L'animal semble donc remis ; il est vif, vigoureux, intelligent. Toutefois, entre ses frères, indemnes de sporotrichose, et lui, la différence est frappante. Il a 38 centimètres de hauteur et 83 centimètres de longueur, alors que ceux-là ont 51 centimètres de hauteur et 93 centimètres de longueur ; il ne pèse que 13 kilogrammes alors qu'ils pèsent chacun 20 kilogrammes. Les pattes sont arquées, les diaphyses incurvées, les épiphyses énormes, rappelant les déformations des enfants rachitiques. La marche est pénible. Il y a trouble trophique du système osseux, et retard du développement physique, mais non retard du développement intellectuel. »

Si nous avons donné la priorité à cette observation, c'est en raison de l'intérêt très vif qui s'en dégage, par le fait des descriptions précises, des recherches qui l'ont accompagnée.

A vrai dire, elle n'est pas la première en date, et, chez le rat, la sporotrichose spontanée a été étudiée dans un mémoire remarquable par MM. Lutz et Splendore, du Brésil. Le résumé de ces travaux a été présenté par MM. de Beurmann et Gougerot, au Congrès de Médecine de Paris, en octobre 1907, dans leur mémoire *Etiologie et Pathogénie de la Sporotrichose*. Au moment de la dernière épidémie de peste de Sao-Paolo, ces auteurs examinèrent d'une façon systématique des milliers de rats ; chez un certain nombre de ces petits animaux, une quarantaine environ, ils eurent l'occasion de rencontrer des suppurations chroniques, à point de départ sous-cutané ou articulaire, s'accompagnant ou non de lésions viscérales et de généralisations. De longues et patientes recherches les amenèrent à découvrir, dans les lésions fermées surtout, un long mycélium dont ils donnèrent une description complète, et qui plus tard fut identifié avec le *sporotrichum Beurmanni*. Mais, ce qu'il y a de plus intéressant pour nous, c'est qu'ils ont nettement indiqué que les localisations osseuses et articulaires n'étaient point une rareté. Et, s'il est regrettable qu'aucune description anatomique précise de la nécrose osseuse n'ait été donnée par eux, qu'aucune étude histologique n'ait été faite, on n'en est pas moins frappé par ces seules indications :

« La forme la plus commune se localise aux extrémités et à la queue. A la région tarsienne d'une ou de plusieurs extrémités, ou en un point quelconque de la queue apparaît une tuméfaction locale, qui rappelle les lésions de la tuberculose ostéo-articulaire chez l'homme. Ces téguments sont œdématiés et très souvent à la face dorsale, au niveau du ligament des doigts, ils sont ulcérés d'une ou plusieurs fistules, qui laissent échapper une partie de la masse centrale sous forme de pus caséeux. La queue est fréquemment atteinte, parsemée de nodosités et d'ulcérations. La lésion siège autour des os, ou entre eux ; rarement elle se développe dans leur partie médullaire. L'os compact se montre assez résistant, ainsi qu'on le voit sur la radiographie. » A l'autopsie des rats, on trouve des lésions viscérales « dont le peu de gravité indique qu'il s'agit de formations secondaires aux lésions des extrémités. »

Quelque vagues que soient les indications de Lutz et Splendore, on ne peut manquer de remarquer combien ces localisations sporotrichosiques, au niveau des articulations, et particulièrement de la tibio-tarsienne, et

au niveau de la queue, font penser aux lésions expérimentales que nous avons étudiées.

Les altérations sporotrichosiques du système osseux
ne présentent pas la même gravité chez le mulet, ainsi
qu'il ressort des travaux entrepris à Madagascar, par
Fontoynont et Carougeau. Ce dernier, dans sa communication à la Sociéte médicale des Hôpitaux de Paris
du 12 novembre 1909, a nettement décrit les formes
habituelles : gommes hypodermiques disséminées et
lymphangite gommeuse centripète, avec parfois lésions
nasales et conjonctivales.

Les manifestations osseuses n'ont pas un rôle très
précis et très grand ; cependant, secondairement à des
lésions graves de la muqueuse nasale, peuvent apparaître des altérations des os propres du nez. Carougeau
a écrit : « L'os même peut être pris : j'ai trouvé deux
semblables formations nodulaires dures à la partie
supérieure de la cavité nasale ».

En résumé, la sporotrichose osseuse et ostéo-articulaire a été nettement observée chez le chien et chez le
mulet ; elle est très probablement fréquente chez le rat,
quoique les constatations anatomo-pathologiques et
histologiqués n'aient pas été faites par les auteurs qui
les ont décrites.

# OBSERVATIONS

## A. — Sporotrichose : Lésions osseuses probables.

### OBSERVATION I

*Bulletins et Mémoires de la Société médicale des Hôpitaux de Paris*, 1907. — De Massary, Doury et Monier-Vinard : Gomme sporotrichosique du triceps brachial, ostéite astragalienne et ramollissement du sommet d'un poumon de nature indéterminée.

R..., quarante-neuf ans, menuisier, entre à l'hôpital en octobre 1907, porteur de deux petites tumeurs siégeant : l'une à la face postérieure du bras, l'autre à la partie antérieure du poignet et d'une tuméfaction douloureuse du cou-de-pied.

Rien à noter dans ses antécédents.

Ce malade, *depuis quelque temps, éprouvait une fatigue douloureuse du pied droit après avoir manœuvré la scie circulaire à pédale*, lorsqu'il s'aperçut de la présence, sur la face postérieure du bras droit, d'une nodosité de la grosseur d'une noisette, et d'une tumeur semblable sur le poignet correspondant. Ces tumeurs le décidèrent à entrer à l'hôpital.

A l'entrée on constata l'existence de ces tumeurs dont la première avait le volume d'un œuf de pigeon ; on constata des troubles pulmonaires, et de plus, on nota *une tuméfaction douloureuse du cou-de-pied, surtout marquée à la face antérieure et au-dessous de la malléole interne ; les mouvements et la palpation réveillaient les douleurs.*

Ces lésions ont évolué comme suit : la gomme du bras droit, tout d'abord ponctionnée, a été enlevée chirurgicalement ; la tumeur du poignet s'ouvrit spontanément, se fistulisa, puis se ferma : les lésions pulmonaires ne s'aggravèrent pas.

Quant à la *lésion du cou-de-pied qui était due, d'après M. Legueu, non pas à de la synovite, mais à des points osseux astragaliens, ainsi que le révélait la pression profonde, douloureuse au-dessous des malléoles et sur le col de l'astragale, elle disparut peu à peu, reparut dix jours après, puis régressa à la suite du repos imposé au malade.*

On fit les recherches de laboratoire au sujet des lésions du bras (frottis, ensemencement, inoculation au cobaye). Elles furent positives, et il n'y a pas de doute sur la nature sporotrichosique de cette lésion.

L'interprétation de la lésion du poignet fut moins aisée.

Les lésions pulmonaires, par leur localisation, leurs signes, semblaient tuberculeuses. A noter toutefois, l'absence de bacilles de Koch dans toutes les recherches qui furent faites, l'épreuve d'ophtalmo-réaction négative.

Quant à la lésion du cou de-pied, elle s'explique difficilement, et, en l'absence de toute culture directe, il est impossible de faire la part qui pourrait revenir à la sporotrichose, malgré que les alternatives rapides de recrudescence et de rémission, sous l'influence de quelques jours de repos ou de fatigues légères, ne concordent guère avec ce que l'on sait de la tuberculose osseuse, plus tenace en général.

## Observation II

*Bulletin de la Société française de dermatologie et de syphiligraphie*, n° 4, avril 1908, pp. 145-151. — Balzer et Galup : Trois nouveaux cas de sporotrichose en gommes disséminées.

Nous ne résumerons que l'observation III, qui présente un point intéressant pour nous.

Claude V..., vingt-huit ans, hospitalisé à Saint-Louis depuis le 11 février 1908, fait remonter son affection à octobre 1907 ; celle-ci aurait débuté par une gomme du bras droit qui s'ulcéra, et fut bientôt suivie d'autres lésions que l'on constate aujourd'hui :

Une ulcération au niveau du 4ᵉ métatarsien ;

Cinq ulcérations au membre supérieur droit.

Membre supérieur gauche. — A la face dorsale de la main, au niveau des 2ᵉ et 3ᵉ métacarpiens, tuméfaction de la grosseur d'un œuf de poule, mais assez régulièrement arrondie, dure à la palpation, sans aucun point de fluctuation, non mobilisable sur les plans profonds, mais adhérente à la peau.

Quatre gommes du thorax ;

Deux gommes de la face.

Il n'y avait rien à noter dans les antécédents de ce malade.

## Observation III

*Le Progrès médical*, 23 mai 1908, t. XXIII, n° 21, pp. 248-250. — A. Fage (service de M. le Dʳ Brocq, hôpital Saint-Louis) : Sur un cas de sporotrichose.

Mᵐᵉ P..., soixante-trois ans, gouvernante. On ne trouve rien à signaler dans ses antécédents héréditaires. Son mari était éthylique, peut-être syphilitique ; rien ne peut faire penser qu'il ait contaminé sa femme ; il mourut de paralysie générale.

Il y a cinq ans, la malade eut une affection des os, sur laquelle on ne peut avoir le moindre détail, et qui a laissé deux cicatrices peu étendues, très difficiles à interpréter.

Depuis deux ans, elle maigrit et « dépérit ». Elle se fatigue, dort peu, n'a pas d'appétit. Il y a deux mois, elle s'aperçut d'une petite tumeur, roulant sous le doigt, sur la face postérieure de l'avant-bras droit et au niveau de la cheville droite ; puis d'autres lésions analogues parurent en d'autres points : la tumeur de la cheville devint grosse, douloureuse, rendant la marche très pénible.

La malade vient à la consultation de M. Brocq, le 1er février 1908, pour un abcès de la partie inférieure de la jambe droite. On voit, en effet, à la face interne de l'articulation tibio-tarsienne droite, une tuméfaction de 15 centimètres de long sur 5 de large ; en ce point, le tégument est enflammé, aminci, luisant et chaud : il a une fluctuation superficielle ; la palpation est douloureuse ; la marche est pénible. On a l'impression d'être en présence d'un abcès chaud. Mais, on découvre, d'autre part, une tumeur ovalaire, douloureuse, fluctuante à la face postérieure de l'avant-bras, une gomme sur la face postérieure du bras droit, deux gommes à la face antérieure du bras droit et sur la face antérieure du poignet droit, deux tumeurs ovalaires à la face interne des cuisses, trois nodules au niveau du genou gauche.

L'état général est bon : rien aux poumons, rien au cœur, rien dans les urines. La malade ressent une vive douleur au niveau des deux grands abcès ; elle n'en ressent pas au niveau des autres gommes, mais « elle se plaint d'une très vive douleur de la malléole gauche. L'inspection et la palpation ne révèlent rien en ce point ».

La multiplicité de ces lésions, nodulaires, dures ou fluctuantes, fait songer à la sporotrichose. Le pus obtenu par ponction des grands abcès donne, ensemencé, des colonies de *sporotrichum Beurmanni* à l'état de pureté.

Le 6 février, on prescrit 2 grammes d'iodure de potassium. On remarque, ce jour-là, cinq nouveaux nodules à la fesse gauche et à la fesse droite ; le 10 février, ces nodules étaient arrivés à maturation, de plus :

« Au niveau de la malléole gauche, où il existait, à l'entrée de la malade, une douleur assez vive, sans que l'examen ne pût rien révéler d'objectif, il y a maintenant un empâtement de la largeur de la paume de la main. Le tégument qui le recouvre est rosé. La lésion est spontanément douloureuse, la palpation exacerbe la douleur. Il semble qu'il n'y a pas de gomme en ce point, mais que le périoste est en jeu ?

« Au niveau de l'apophyse orbitaire externe du frontal gauche, on remarque une tuméfaction, dont le début remonte à quatre jours. Elle est aujourd'hui arrondie, profondément fluctuante. L'épiderme qui la recouvre est de coloration normale. Elle n'est pas douloureuse. » (« L'adhérence de la lésion à l'os fait penser à son origine, si ce n'est osseuse, du moins périostée »).

Les abcès du bras et de la jambe, précédemment ponctionnés se sont vidés lentement ; le 17 février, la gomme de la face interne de la cuisse gauche s'ouvrit ; le 20, de nouvelles gommes apparurent à la cuisse, à la hanche, sous les aisselles.

La dose d'iodure de potassium fut portée à 6 grammes.

Le 9 mars, les gommes sont affaissées ; « la malléole gauche n'est plus ni empâtée, ni douloureuse ».

Deux nodules nouveaux apparurent ; puis état stationnaire. Le 20 mars, la plupart des gommes sont très améliorées et, le 23, la malade quitte l'hôpital.

OBSERVATION IV

*Bulletin de la Société française de Dermatologie et de Syphiligraphie*, n° 6, p. 213-217, 4 juin 1908. — Druelle et Chadzynski : Un cas de sporotrichose à types multiples avec localisation périostée.

Mme L..., soixante-cinq ans. Mariée à vingt-deux ans ; cinq enfants bien portants.

Mari mort d'un néoplasme de l'estomac.

Pas d'antécédents syphilitiques, ni tuberculeux.

Souffre de rhumatismes depuis trente-huit ans : ankylose partielle ancienne du genou droit, due à cette affection ; actuellement, œdème péri-articulaire rhumatismal du cou-de-pied droit.

Dans les quatre dernières années, poussées congestives du poumon : râles aux deux bases et emphysème diffus.

L'affection actuelle a débuté, fin janvier, par une petite grosseur sur le front, indolore, roulant sous la peau. Peu après, apparurent deux petites tumeurs pareilles : au niveau de l'apophyse styloïde radiale gauche et dans la région postérieure de la cuisse droite (celle-ci suivie presque aussitôt d'une induration assez étendue de la région).

Ces tumeurs « devenaient douloureuses en grossissant — *tout particulièrement celle du poignet* — en même temps que la peau, d'abord normale, devenait rouge et tendue ».

Un chirurgien a ouvert la gomme du front, croyant qu'il s'agissait d'un kyste sébacé suppuré (fin mars).

Plus tard, « la gomme du poignet gauche devenant en quelques jours fluctuante, tendue, menaçant de s'ouvrir », ce chirurgien ordonne l'iodure. Phénomènes d'iodisme intenses, malgré la très faible dose (o gr. 25).

La gomme de la cuisse a éclaté et a donné issue à une grande quantité de pus.

La malade a été vue pour la première fois, le 5 mai, par M. Chadzynski.

Elle donnait l'impression d'un état général grave : teint jaune paille, amaigrissement, affaiblissement nécessitant l'alitement, douleurs très vives, insomnie, inappétence.

La malade attribuait ses douleurs aux applications de teinture d'iode.

Les lésions étaient les suivantes :

1° Au front, ulcération ovalaire recouverte d'une croûte brunâtre, avec dépression centrale en cupule caractéristique. Elle glisse sur le plan profond, est peu douloureuse.

2° « Au poignet droit, au niveau de l'apophyse styloïde du radius, une gomme du volume d'un gros petit pois semblant adhérer au plan sous-jacent, mais pas à la peau, assez sensible à l'exploration. La malade a été avertie de sa présence par la douleur, quelques jours avant le premier examen, quand la grosseur était toute petite.

3° « La gomme ulcérée de la région correspondante gauche, du volume d'une petite prune, mesurait environ 3 centimètres sur 2 centimètres et demi. La partie non ulcérée est recouverte d'une peau très amincie, tendue, violacée.

« L'ulcération centrale, un peu plus grande qu'une pièce de cinquante centimes, est encadrée d'un liséré blanc, d'1 à 2 millimètres de largeur, à contour assez régulier, les bords presque à plat. Quand on presse sur les côtés, une sanie rose grisâtre, mélangée de pus grumeleux, sourd de dessous les bords, en abondance. Le fond présente ici un aspect jaune orangé, comme spongieux, comparable à la chair d'abricot striée de fines nervures. Cette gomme est excessivement douloureuse, l'exploration arrache des cris à la malade et provoque la défense qui empêche de préciser les rapports avec le plan profond, avec lequel cependant elle doit faire corps. Ce qui semble appuyer cette hypothèse, c'est le rapprochement marqué du pouce de la paume de la main, survenu depuis le développement de la gomme. »

4° Sur la face inférieure du sein gauche, dans le sillon sous-mammaire, gomme apparue fin avril.

5° Gomme profonde à la face postérieure de la cuisse.

Les auteurs ont, de suite, pensé à la sporotrichose, malgré le nombre restreint des gommes, et malgré la douleur, insignifiante d'habitude, mais attribuable ici à l'irritation produite par la teinture d'iode, à la sensibilité de la malade, « à la localisation périostée pour les gommes du poignet ».

6 mai. — Ensemencement de six tubes de gélose maltosée (milieu de Sabouraud), avec le pus et le sang retirés des gommes ouvertes.

« La ponction au bistouri de la gomme crue du poignet droit n'ayant donné que du sang, la malade faisant opposition à une ponction répétée, n'eut pas d'autre suite. ».. Au bout de six jours, on constate une efflorescence mycosique sur deux tubes ; ces cultures poussées donnent le *sporotrichum Beurmanni*.

L'analyse des urines concordait avec l'état général : densité et volume très abaissés, déminéralisation générale, abaissement du taux de l'urée, abondance d'indican et d'urobiline.

Rien au cœur, ni au foie.

Le traitement consista en injections intra-musculaires bi-hebdomadaires de lipiodol (à la dose progressive de 5 à 8 centimètres cubes), puis en lavements avec iodure de potassium (jusqu'à 4 grammes par jour). On fait des pansements locaux au Gram, dilué de deux parties d'eau.

Grâce à ce traitement, l'état général a beaucoup changé (appétit, sommeil calme). Les lésions de la cuisse et du front ont régressé.

« L'évolution de la gomme du poignet droit ne fut arrêtée qu'après son ramollissement, qui toutefois n'aboutit pas à l'ulcération. »

22 mai. — On constate une nouvelle gomme sur la face dorsale de la main gauche, au niveau de l'apophyse styloïde du cubitus.

25 mai. — « La gomme du poignet droit, devenue fluctuante depuis plusieurs jours, présentait à son centre une vésicule blanchâtre comme un soulèvement épidermique. »

2 juin. — On constate :

*a)* La cicatrisation presque complète de la gomme du front.

*b)* La cicatrisation de la gomme du sein, et la grande amélioration de celle de la cuisse.

*c)* « Les gommes du poignet droit sont en régression très nette. La première, au niveau de l'apophyse styloïde du radius, garde encore son soulèvement épidermique durci depuis, donnant ainsi l'aspect d'un œil de perdrix. La douleur profonde, quoique sensiblement diminuée, peut être réveillée encore par la palpation. La deuxième (cubitale) doit être recherchée dans la profondeur.

*d)* « La gomme du poignet gauche, affaissée, diminuée des deux tiers de son volume, donne encore du pus à la pression. La douleur existe seulement dans le plan profond. »

OBSERVATION V

*Bulletin de la Société française de Dermatologie et de Syphiligraphie,* n° 8, pp. 283-285, novembre 1908. — Gaucher, Louste, Abrami et Giroux : Sporotrichose cutanée.

Le malade est âgé de quarante-deux ans; son affection remonte à avril 1908, et débuta par des petites tumeurs des avant-bras qui s'ulcérèrent.

Des lésions analogues se développèrent sur les bras, les sillons delto-pectoraux, la partie supérieure de la poitrine.

Il vient à l'hôpital le 20 juillet, et dit avoir perdu 20 kilogrammes en trois mois.

Les cultures de pus et de sang furent positives ; on ordonna 3 grammes d'iodure par jour.

12 août. — Il paraît guéri et sort.

Il revient le 28 septembre avec une nouvelle poussée atteignant l'abdomen, les cuisses, les jambes et les pieds.

« Il présente des gommes multiples, les unes dures et mobiles, les autres ulcérées et croûteuses ; enfin, sur la partie inférieure du tibia, il présente des gommes périostiques nettes. »

La radiographie montre l'intégrité des os du pied. Séro-diagnostic positif à 1 pour 100.

Fixation positive.

## B. — Sporotrichose : Lésion synoviale probable.

### OBSERVATION VI

*Bulletins et Mémoires de la Société médicale des Hôpitaux de Paris*, 12 juin 1908. — Hudelo et Monier-Vinard (avec la collaboration de MM. Braun et E. Merle) : Deux cas de sporotrichose (localisation hypodermiques, intra-musculaire et probablement synoviale), pp. 914-921.

Nous donnons le résumé de la première observation, qui seule nous intéresse ici.

D..., trente-huit ans, chauffeur, se présente à la consultation à Tenon, le 12 mars 1908, parce qu'il a remarqué un certain nombre de grosseurs à la surface de son corps, particulièrement au thorax et au bras gauche.

On note dans ses antécédents héréditaires, la mort de son père à soixante ans, à la suite d'une bronchite, et la mort d'une sœur à trente-quatre ans.

Personnellement il a eu la scarlatine, la rougeole, une fluxion de poitrine à neuf ans; en 1900, il souffre d'une affection pulmonaire que l'on soigne durant cinq mois; il part en Amérique en 1901, y a une hémoptysie; il rentre en France, est soigné dans un sanatorium où l'on découvre, dit-il, des bacilles de Koch dans ses crachats ; en 1902, il est rétabli.

Sa santé est depuis lors très bonne.

En 1906, légères douleurs rhumatismales.

Cinq enfants vivants et bien portants ; une fillette morte de méningite.

Pas de syphilis.

L'affection actuelle a débuté, il y a une quinzaine de jours, par de vagues douleurs des membres. En se frictionnant à l'alcool camphré, le malade s'aperçut de la présence de grosseurs ; des frictions à l'onguent napolitain, n'amenant aucune amélioration, le malade vient à la consultation.

*Etat du malade le 12 mars 1908.* — C'est un homme grand, bien musclé, non amaigri.

Les nodosités sur lesquelles il attire l'attention sont au nombre de cinq : l'une siège au bras gauche, fait un relief très sensible sous la peau de la partie inféro-interne du bras. et est incluse, dans l'épaisseur du biceps ; les quatre autres sont hypodermiques, disséminées dans les régions thoracique, lombaire et abdominale. Ces éléments ont la grosseur d'une noisette, adhèrent aux plans superficiels ; leur consistance est ferme, élastique. Ils sont indolents ; la ponction de l'un d'eux donne du pus qui, ensemencé, donne un résultat positif pour tous les tubes.

Rien aux autres appareils ; le malade rejette depuis quelques jours des crachats muqueux, mais on ne peut trouver aucun signe de tuberculose pulmonaire. On fait le diagnostic de sporotrichose.

28 mars. — Le malade ressent des douleurs peu vives, depuis quelques jours, à la face externe de la cuisse droite et sur le bord interne du pied droit.

On trouve un noyau allongé intramusculaire, sous l'aponévrose du *fascia lata.*

« D'autre part, au niveau du bord interne du pied droit

et remontant en haut, en arrière, et surtout en avant de la malléole interne, on voit et on sent un empâtement peu considérable, profond, sans modification de la peau, peu douloureux à la pression, mais suffisamment sensible pour gêner considérablement la marche. »

Dès le début d'avril, le malade est soumis à l'iodure de potassium à l'intérieur ; mais son intolérance est absolue : après quelques jours de repos on donne de la teinture d'iode (XX gouttes par jour).

4 mai. — La gomme suppurée du biceps a diminué de volume ; les autres lésions n'ont subi aucune modification.

Depuis, malgré la persistance du traitement à la teinture d'iode, un certain nombre des lésions ont évolué de manière peu favorable : mais « c'est surtout du côté du pied droit que les altérations se sont particulièrement accentuées ».

« L'empâtement profond s'étend peu à peu sur une longueur de 10 à 12 centimètres, en suivant exactement le trajet des tendons fléchisseurs de la gouttière calcanéenne interne ; une douleur spontanée de plus en plus marquée immobilise le malade au lit ; la marche est devenue absolument impossible ; la pression profonde est intolérable. De même, on détermine une douleur des plus vives par l'hyperextension du gros orteil.

« Des ponctions sont faites à plusieurs reprises, au début du mois de mai, en pleine zone empâtée, sans qu'on retire aucune goutte de liquide.

« Puis, nous vîmes peu à peu le foyer inflammatoire se condenser, se localiser, bomber au niveau de l'interligne astragalo-scaphoïdien, au-dessous et en arrière du tubercule du scaphoïde ; la peau rougit ensuite, tandis qu'une fluctuation profonde devenait perceptible ; une ponction pratiquée le 12 mai nous donne un demi-centimètre cube de pus bien lié homogène, épais, de couleur jaune paille. L'ensemencement de ce pus sur milieu approprié donne au bout de sept jours des résultats positifs.

« Depuis une quinzaine de jours, le processus inflammatoire s'est diffusé à toute la région interne du cou-de-pied ; on notait un œdème mou remontant, d'une part, jusque sur la face interne du tibia, sur une hauteur de 6 à 9 centimètres, et, d'autre part, débordant vers la face interne du calcanéum ; toutes ces régions étaient douloureuses à la pression. Aujourd'hui même, la peau, rouge, amincie, s'est ouverte pour donner issue au pus, par un orifice fistuleux.

« Il n'est, évidemment, plus possible aujourd'hui de déterminer le point de départ de ces lésions du pied ; nous croyons, toutefois, en nous rappelant le siège précis du premier empâtement, en constatant l'intégrité absolue et l'indolence des mouvements des articulations tibio-tarsienne et médio-tarsienne, qu'il est impossible d'invoquer une origine articulaire. Serait-elle osseuse ? Des radiographies, faites par M. Infroit, ne nous ont rien permis de constater au niveau du squelette du pied, et l'exploration au stylet ne fournit aucune sensation de dénudation osseuse. Nous pensons donc bien plutôt que les *lésions sporotrichosiques sont nées profondément dans les gaines synoviales de la région*, ou tout au moins dans leur extrême voisinage, en tout cas bien plus profondément que l'hypoderme, qui n'a été atteint, comme la peau elle-même, que dans le développement progressif de la collection purulente. »

Devant l'échec de la cure à la teinture d'iode à l'intérieur, on commence des injections intra-musculaires de lipiodol, combinées à des infections de liqueur de Gram ou de Lugol, dans les cavités gommeuses.

On a ensemencé sur milieux de Sabouraud du pus prélevé par ponction de la gomme du biceps, d'une des gommes thoraciques, de la gomme du pied. Au bout de huit jours d'abondantes cultures pures de *sporotrichum Beurmanni* se développèrent.

On a pratiqué aussi l'examen du pus, l'examen du sang, et l'inoculation à deux souris blanches de pus de l'abcès du biceps ; ces inoculations furent positives.

## C. — Sporotrichose : Lésions osseuses, articulaires et synoviales certaines.

### Observation VII

*Bulletins et Mémoires de la Société médicale des Hôpitaux de Paris,* 5 juin 1908. — Sicard, Bith et Gougerot : Sporotrichose osseuse du tibia (présentation du malade), pp. 877, 878, 879.

L..., chapelier, quarante-cinq ans, vient à la consultation de l'Hôtel-Dieu ; il se plaint de nodosités multiples apparues successivement depuis cinq semaines.

Robuste ; pas de maladie antérieure ; pas de syphilis. Femme bien portante ; quatre enfants en bonne santé. Une plaque douteuse de leucoplasie sur la face interne de la joue gauche.

Les gommes sont apparues fin avril 1908 ; la première siégeait à la face interne de la cuisse gauche ; puis, successivement, elles apparurent à la région occipitale droite, à la face externe du coude gauche, aux lombes, à la paroi abdominale antérieure, à la cuisse droite ; soit six gommes hypodermiques.

Ces gommes sont de volume variable, indolores, la première apparue est seule ulcérée.

« La localisation mycosique sur le tibia a apparu après les premières gommes sous-cutanées, dit le malade. Sur la face interne du tibia droit, la peau est le siège d'un empâtement et d'une rougeur diffuse.

« A la palpation, le doigt sent une tuméfaction dure, très mal limitée, s'étendant en haut et en bas sur la face interne de l'os ; à la partie moyenne, l'infiltration est plus irrégulière, on perçoit un point fluctuant. La lésion périostée est douloureuse à la palpation.

« Il est fait des cultures des lésions osseuses, sur gélose

glycosée de Sabouraud. L'aiguille enfoncée dans la petite gomme périostée retire quelques gouttes d'un pus sanglant. Ce pus osseux est étalé sur trois tubes ; chacun de ces tubes donne de 25 à 3o colonies de *Sporotrichum Beurmanni* en cultures pures. La culture vient affirmer la nature sporotrichosique de cette lésion osseuse et périostée. »

L'étiologie de cette sporotrichose échappe : on retiendra cependant que la malade fabrique des chapeaux de paille, et manie des produits végétaux qui peuvent être parasités.

## OBSERVATION VIII

*Bulletins et Mémoires de la Société médicale des Hôpitaux de Paris*, 5 juin 1908. — A. Fage : (travail du service de M. le D^r Brocq à Saint-Louis). Gomme sporotrichosique périostée avec périostose du tibia, pp. 879-883).

A..., garçon de cuisine, quarante-sept ans. Pas d'antécédents héréditaires ; parents morts très âgés ; jamais de maladie ; pas de syphilis ; deux frères en bonne santé.

Robuste, bien bâti ; excellent appétit. Excès de boisson il y a une dizaine d'années.

L'affection actuelle a débuté en février dernier ; à cette époque, le malade glissa dans l'escalier, et se fit une contusion de la jambe gauche ; celle-ci guérit très vite, et n'obligea pas le malade à cesser son travail.

15 mars. — Le malade constate l'apparition sur la face interne du tibia gauche, au tiers inférieur d'une tuméfaction, sur laquelle il ne fournit pas de précisions. « L'os grossissait » ; la peau devint à ce niveau rosée, puis rouge.

15 mai. — Le malade vient à la consultation de M. Brocq.

« A première vue, on remarque, à 4 centimètres au-dessus de la pointe de la malléole tibiale gauche, une saillie de 4 centimètres de long sur 3 centimètres de large environ. Cette saillie a l'aspect objectif d'une gomme ou d'un abcès. Le centre est peu saillant, le tissu qui la recouvre est rose, rouge et aminci au milieu de l'élément. Dans l'ensemble, il s'agit d'une lésion ovalaire plutôt qu'arrondie, à grand axe oblique en bas et en dedans. La palpation légère n'est pas douloureuse ; la pression, au contraire, réveille une douleur assez vive qui ne s'irradie pas. Le centre de la tuméfaction est un peu fluctuant. Lorsqu'on essaye de mobiliser la gomme, on se rend compte de son adhérence intime au plan profond. L'os sur lequel elle repose est le siège d'une déformation s'étendant sur une longueur de 8 centimètres, commençant à 2 centimètres de la pointe de la malléole tibiale, pour finir insensiblement en haut et se continuer avec un tibia semblant normal. Il y a une hypertrophie irrégulière de l'os. La palpation révèle des saillies, qui semblent comme des « coulées osseuses », et qui échappent à toute description méthodique. La radiographie en donne une idée très nette. »

Rien autre à signaler ; ni déformation osseuse, ni gomme, ni cicatrices.

Devant l'absence d'antécédent syphilitique, on fait rapidement le diagnostic, en abandonnant l'idée d'ostéomyélite ancienne.

16 mai. — « Au centre de la tuméfaction, on fait une ponction, et nous recueillons quelques gouttes de pus, puis du sang, en plus grande quantité. Ce pus est jaunâtre, mal lié, mais ne ressemble guère au pus d'une gomme sporotrichosique. Il est ensemencé sur les milieux de Sabouraud. Enfoncée une seconde fois au centre de la lésion, la pipette est remplie de sang, et son extrémité inférieure semble engagée dans une sorte de tissu fibreux assez résistant. »

Le malade est mis à l'iodure de potassium à raison de 2, puis 4 grammes par jour.

18 mai. — La tumeur est déjà très affaissée ; le 22, ce n'est plus qu'une saillie non fluctuante.

26 mai. — Les cultures ont poussé ; il s'agit bien de *Sporotrichum Beurmanni* à l'état de pureté.

29 mai. — Le malade quitte le service ; la gomme est à peu près effacée ; « l'os semble avoir diminué de volume ».

« La radiographie de ce tibia gauche, de face et de profil, nous révèle des faits très intéressants. Elle confirme l'hypertrophie irrégulière de l'os, que nous avions constatée par le palper. Au milieu de l'épiphyse, il existe une zone claire dont l'accentuation paraît anormale et qui, peut-être, est en rapport avec une raréfaction du tissu spongieux ; enfin, sur la face interne, il existe une bande sombre, irrégulière, saillante, répondant exactement à la situation de la gomme, et qui démontre indubitablement son origine périostée. »

OBSERVATION IX

*Bulletins et Mémoires de la Société médicale des Hôpitaux de Paris,* 19 juin 1908. — F. Widal et André Weill : Sporotrichose gommeuse disséminée à noyaux très confluents. Gommes dermiques pour la plupart : gommes hypodermiques et intra-musculaires ; gomme sous-périostée tibiale. Présence du parasite dans le sang, pp. 944-947.

Le malade est un homme de cinquante ans, camionneur ; il est robuste et l'on ne trouve à signaler dans ses anté-cédents que deux congestions pulmonaires.

Au cours de la dernière, qui remonte à deux mois, il remarqua, dans la région épigastrique, trois ou quatre nodu-les sous-cutanés, durs, indolents, gros comme une noisette.

Les jours suivants, de nouvelles nodosités apparurent aux avant-bras, puis sur tout le corps.

L'état général est resté excellent.

Les premières nodosités se ramollirent, puis s'ouvrirent ; la suppuration s'est tarie en un jour et il n'y eut jamais de fistule.

Pendant tout le mois de mai, cet homme se soigna chez lui, et prit 3 grammes d'iodure par jour ; de nouvelles nodosités ayant apparu, il vient à l'hôpital.

Actuellement, il n'est pas de région du corps où l'on ne trouve ces éléments, particulièrement abondants à l'épigastre, au-dessus de l'ombilic, aux avant-bras, sur le milieu du dos et sur la face postério-externe des cuisses. Ils occupent des plans différents, la plupart intra-dermiques, d'autres sous-cutanés, d'autres intra-musculaires.

« Une nodosité périostique développée sur la face interne du tibia gauche est une des plus intéressantes localisations présentées par le malade. Elle est située en dedans de la crête, à 8 centimètres au-dessous de la pointe de la rotule ; elle est à peu près indolente, et de consistance déjà moins dure, depuis quelques jours. »

Le volume de ces nodosités est variable et leur consistance inégale. La réaction ganglionnaire est peu intense.

L'examen des viscères et des urines ne révèle rien. La température, de 37 degrés le matin, monte à 38 le soir.

Les ponctions des nodosités ont donné du pus qui, ensemencé, a montré des cultures de sporotrichum. L'inoculation à un rat gris a été positive. L'ensemencement de 20 centimètres cubes de sang dans 500 centimètres cubes de bouillon glucosé a donné, après six jours, une culture pure de sporotrichum.

Observation X

*Bulletins et Mémoires de la Société médicale des Hôpitaux de Paris*, 4 décembre 1908. — Josset-Moure (présenté par M. Rist) : Sporotrichose du tibia ayant simulé une ostéomyélite chronique et nécessité quatre interventions chirurgicales. Diagnostic par la sporo-agglutination et la réaction de fixation. Guérison, pp. 738-742, (une photographie, une radiographie).

S..., cinquante-cinq ans, cultivateur en Savoie, avait

exercé à Paris, depuis l'âge de vingt-trois ans, différentes professions, en particulier celles de fruitier et de porteur de sacs, ayant contenu différentes céréales.

En juin 1905, il reçut un choc violent à la face postérieure du mollet gauche, sans lésion des téguments ; il est soigné quelques jours à l'hôpital, puis sort, continuant à souffrir. De retour en Savoie, en octobre 1905, il voit sa cheville gauche grossir et devenir douloureuse ; il entre à l'hôpital de Chambéry, où il est incisé en arrière de la malléole externe. Il reste cinq mois et demi à l'hôpital et sort suppurant encore.

Revenu à Paris, la suppuration persistant, il entre à l'Hôtel-Dieu, le 23 décembre 1906, soit quatorze mois après la première opération faite en Savoie.

Le 27 décembre, il subit un grattage à la face interne du tibia gauche ; la plaie ne se cicatrisant pas, il est réopéré le 20 avril 1907 ; la nouvelle incision reste fistuleuse.

Le traitement mercuriel reste sans résultat.

Les trois plaies suppurent toujours.

« En octobre 1908 apparaît sur la face interne du tibia, à l'union du tiers moyen et du tiers inférieur, une tuméfaction douloureuse que l'on incise. Elle reste fistuleuse et ne se cicatrise qu'après un grattage.

« La première fois que nous avons examiné le malade, au mois de mai 1908, il présentait au tiers inférieur de la jambe gauche trois fistules, vestiges des interventions chirurgicales, dont la première remontait déjà à deux ans et huit mois.

« Il présentait une infiltration dure et diffuse du tiers inférieur de la jambe gauche. Les incisions opératoires, en partie cicatrisées à leurs extrémités, étaient fortement déprimées, adhérentes au plan profond ; elles présentaient à leur partie médiane une fistule. Celle-ci avait des bords très adhérents, durs ; la peau environnante était infiltrée, violacée, non ulcérée, et le revêtement cutané se déprimait tout autour pour s'enfoncer dans la fistule et en recouvrir les parois. Il s'écoulait une sérosité louche, avec de petits grumeaux. Le stylet pénétrait profondément et venait buter sur une surface osseuse, dénudée, produisant le son caractéristique que l'on observe dans les ostéites, et le diagnostic d'ostéomyélite chronique avait été posé.

« L'épreuve radiographique montrait un léger épaississement de l'extrémité du tibia. »

On songea alors à une infection mycosique, et l'on pratiqua, avec le sérum du malade, la sporo-agglutination, suivant la méthode de Widal et Abrami.

L'agglutination fut positive à 1 pour 300 , et la fixation du complément également positive. Vu l'intensité de l'agglutination, on pouvait songer à la sporotrichose. La culture devait permettre de l'affirmer : celle-ci, plusieurs fois répétée, ne révéla que des germes banaux, et ce n'est « qu'en laissant réouvrir les trajets fistuleux, sous un pansement stérile, par la cessation du traitement ioduré, que nous avons pu obtenir une culture pure de sporotrichum ».

Un mois de traitement ioduré amena la guérison.

La sporo-agglutination, pratiquée sept fois, par MM. Joltrain et Weill, fut toujours positive.

L'examen du sang, plusieurs fois pratiqué, n'a jamais révélé d'éosinophilie.

L'ensemencement de la cavité bucco-pharyngée ne révéla jamais de sporotrichum.

### Observation XI

*Bulletins et Mémoires de la Société médicale des Hôpitaux de Paris*, 19 mars 1909. — G. Thibierge et P. Gastinet : Trois cas de sporotrichose dermo-hypodermique, dont un avec lésions du pharynx, du larynx et du tibia, pp. 537-547. (Le troisième cas seul nous intéresse.)

O..., trente ans, tonnelier, entre à l'hôpital Saint-Louis le 10 février 1909.

Pas d'antécédents personnels, pas de syphilis.

L'affection a débuté par un bouton occupant l'angle externe de l'œil gauche, et qui s'est étendu. De multiples lésions se sont successivement développées.

*Actuellement.* — Sur le cuir chevelu, on note une série d'ulcérations (six), arrondies, recouvertes de croûtes brunâtres, sous lesquelles l'ulcération est excavée.

« La radiographie du crâne démontre très nettement l'existence de dépressions osseuses cupuliformes, correspondant aux parties les plus creuses des ulcérations, sans hyperostose à leur périphérie. »

Sur le front, il existe deux gommes.

A la face, les gommes sont localisées au pourtour de l'œil gauche.

Au cou, il existe des ulcérations multiples qui occupent surtout les régions sous-maxillaires et la ligne médiane, au-dessus de la fourchette sternale.

Sur le thorax, au niveau du deuxième espace intercostal droit, à la région sus-mammaire, droite et gauche, au-dessous du rebord des fausses côtes, sur le trajet de la XIIᵉ côte droite en arrière, on trouve des ulcérations ou des nodosités.

Sur le dos, il existe quelques pustules reposant sur une base sensiblement infiltrée.

Aux fesses, au niveau de la crête iliaque droite, il existe une ulcération et une nodosité ; près du pli interfessier, c'est un placard brunâtre, infiltré, squameux.

Sur le scrotum, une ulcération qui sécrète un pus séreux.

Aux membres supérieurs, ce sont encore des lésions d'aspect très variable : ulcérations, placards infiltrés, nodosités hypodermiques plus ou moins adhérentes à la peau, fistulisées ou non.

Aux membres inférieurs, il existe aussi des gommes ulcérées ; de plus, on sent à la face interne du triangle de Scarpa à droite, et à la face interne de la cuisse gauche, des tuméfactions profondes paraissant nettement intramusculaires.

« A la face antérieure du tibia droit, sur son tiers supérieur, on constate une tuméfaction arrondie, régulière, de consistance dure, du volume d'une petite mandarine, faisant corps avec l'os, sur lequel elle s'étale, et qui ressemble étroitement à une hyperostose syphilitique. »

Toutes ces lésions ont à peine retenti sur les ganglions lymphatiques. On trouve seulement, dans l'aisselle, trois ou quatre ganglions appréciables à la palpation.

Des lésions du pharynx et du larynx se sont développées, depuis une dizaine de jours, et ont déjà atteint un grand développement. L'examen laryngoscopique a révélé qu'elles s'étendent jusque sur la base de la langue, l'épiglotte, les replis aryténo-épiglottiques.

L'état général est médiocre : amaigrissement, teint pâle, œdème partiel du visage.

Rien au cœur, au poumon, à l'appareil urinaire.

Des cultures ont été faites sur gélose Sabouraud, avec le pus d'une gomme du bras, et ont donné en quatre jours, à l'étuve à 20 degrés, des cultures de sporotrichum.

## Observation XII

*Lyon chirurgical*, 1er avril 1909, t. 1, n° 6, pp. 683-687.
Communication faite à la Société de chirurgie de Lyon‘ le 4 février 1909 (présentation de malade). *Sporotrichose à localisation osseuse et musculaire*, M. L.-M. Bonnet.

Jean C..., soixante et un ans, entre dans le service de M. Bonnet, à l'Antiquaille, le 19 janvier 1909. — Obs. n° 4378.

Commissionnaire, autrefois occupé dans un atelier de métallurgie.

Il entre pour des douleurs et une tuméfaction de l'avant-bras gauche, et pour une tumeur de la face antérieure de l'avant-bras droit.

Rien d'intéressant à noter dans ses antécédents.

Il y a un mois et demi, apparut, sous l'œil droit, un petit bouton purulent, qui grandit. Il sera décrit plus loin.

Il y a trois semaines, débutèrent les lésions des avant-bras qui amènent cet homme à l'hôpital.

« Dans l'avant-bras gauche, il se met à ressentir des douleurs mal limitées, occupant une grande étendue. Tout à fait au début, il y aurait eu, sur la face antérieure une tumeur analogue (mais en bien plus petit) à celle qui existe à droite. Cette tumeur aurait disparu au bout de huit jours. Au contraire, la douleur allait en augmentant progressivement, tandis que s'installait une tuméfaction diffuse du membre. Depuis huit jours, la douleur est telle qu'il garde cet avant-bras en écharpe, sans jamais y faire aucun mouvement. »

En même temps débuta la tumeur de l'avant-bras droit qui n'a jamais été douloureuse.

*Etat à l'entrée.* — « L'avant-bras gauche présente dans toute son étendue, mais surtout dans sa partie supérieure, un peu d'œdème mou, sans changement de coloration de la peau. En arrière, on voit une saillie diffuse, allongée dans le sens de l'axe du membre. La palpation montre qu'elle est constituée par un gonflement dur, faisant corps avec le cubitus, dont il occupe la moitié supérieure; il s'agit d'une tuméfaction ostéo-périostique. La peau n'est pas complètement libre sur elle; cependant la peau n'est pas rouge. La pression est douloureuse sur toute la moitié supérieure du cubitus. »

Le radius, le coude et l'épiphyse humérale paraissent indemnes.

« Les mouvements de l'avant-bras, surtout ceux de pronation et de supination, sont douloureux ; cette douleur siège non dans les articulations, mais dans la portion malade du cubitus. Les mouvements des doigts produisent une légère douleur dans la région indiquée. »

Au milieu de la face antérieure de l'avant-bras droit, on

voit une saillie due à une gomme intra-musculaire peu douloureuse.

Sous l'œil droit, il existe un placard violacé, un peu tuméfié, présentant quelques croûtes qui, enlevées, laissent voir de petites ulcérations, par où sort un peu de pus et de sérosité.

Rien sur le reste du corps.

Pas de ganglions.

Rien aux poumons.

Au cœur : souffle d'insuffisance aortique. Pouls de Corrigau ; Durozier net.

Température : 37° 2.

*Evolution depuis l'entrée.* — « Après l'entrée, apparut, au-dessus de la queue du sourcil gauche, une tumeur adhérente à l'os, arrondie, indolore. Le 25 janvier, cette tumeur était fluctuante et avait le volume d'une petite noix ; on la ponctionna ce jour-là avec une seringue, et on retira du pus qui fut immédiatement ensemencé. Cette petite gomme ramollie est restée stationnaire. »

La tumeur de l'avant-bras droit, toujours indolore, semble maintenant adhérer à la peau.

« La lésion de l'avant-bras gauche resta très douloureuse, les premiers jours, si bien que chaque matin j'hésitais à le faire passer en chirurgie ; cependant j'attendais à cause de l'apyrexie absolue. D'ailleurs, les bains chauds et le salicylate de soude produisirent une diminution des douleurs, et peut-être de l'œdème. Cependant, il y a toujours de l'œdème et un gonflement osseux très net et douloureux.

Les cultures sont typiques le 3 février et l'on prescrit 3 grammes d'iodure.

L.-M. Bonnet : Communication à la Société de Chirurgie de Lyon, le 11 mars 1909. — *Lyon chirurgical*, t. I, n° 7, p. 827, 1er mai 1909. Sporotrichose.

« Sous l'influence du traitement ioduré, il y a eu une

amélioration rapide. La gomme ramollie de la région sour-
cilière s'est résorbée complètement, sans s'être ouverte à
l'extérieur. La gomme des muscles de l'avant-bras a beaucoup diminué. Le gonflement de l'avant-bras gauche a également rétrogradé, mais les mouvements sont restés douloureux, et hier matin j'ai senti des craquements, M. le
Dr Destot, qui a eu l'obligeance de le radiographier, a trouvé
une fracture du cubitus siégeant dans la région de cet os
où il existe une tuméfaction.

« C'est le premier cas où une lésion osseuse de cette
importance ait été observé. »

Discussion :

*M. Destot* : La fracture est très nette. Le cubitus est
cassé à l'union du tiers supérieur avec les deux tiers inférieurs. Le foyer est entouré d'une zone de périostite.

L.-M. Bonnet : Communication à la Société de Chirurgie de
Lyon, 8 juillet 1909. — *Lyon chirurgical*, t. II, n° 4,
p. 515 et 516, 1er septembre 1909.

Depuis que le malade avait été présenté à la Société de
Chirurgie, en mars dernier, « il avait été mis au traitement
ioduré, et voici les phénomènes que l'on a observés : la
maladie s'est amendée très rapidement ; la gomme musculaire s'est résorbée et l'avant-bras ayant été immobilisé
a paru se consolider ; les autres lésions ont également disparu ».

Ce malade était un cardiaque et avait des signes d'insuffisance aortique; l'état général restait mauvais et pouvait
être attribué à ses troubles cardiaques ou à son infection
sporotrichosique. A la suite d'une pleurésie, il est mort.

Quelques jours avant sa mort, le traitement ioduré, semblant le fatiguer, avait été supprimé. Une nouvelle localisation sporotrichosique apparut au niveau de l'olécrâne du
côté droit : c'était une tuméfaction rouge, « présentant
l'aspect d'un hygroma », qui ne tarda pas à se fistuliser.

L'autopsie n'a rien révélé de particulier au point de vue viscéral. « On a constaté, au niveau du coude droit, qu'il s'agissait bien d'un hygroma sporotrichosique entouré d'une zone d'infiltration gommeuse très étendue, beaucoup plus étendue qu'elle ne l'avait paru pendant la vie. »

« D'autre part, le cubitus siège de la fracture a été recueilli ; on voit cette fracture encore très nette, qui s'était assez vite consolidée, mais qui n'est pas encore extrêmement solide, ainsi que l'on peut s'en rendre compte sur la pièce. »

OBSERVATION XIII

*Bulletins et Mémoires de la Société médicale des Hôpitaux de Paris*, 28 mai 1909. — Pierre-Marie et H. Gougerot : Sporotrichose de de Beurmann. Ostéite sporotrichosique hypertrophiante primitive du tibia, compliquée de lymphangite gommeuse, ulcéreuse, ascendante et d'adénite inguinale sporotrichosique (autopsie : présentation de pièces), 4 figures, pp. 994-1007.

A... Félix, soixante-quartorze ans, entre à l'infirmerie de l'hospice de Bicêtre, le 14 février 1909, parce qu'il a été frappé d'apoplexie dans la nuit du 13 au 14 février.

On l'a trouvé dans son lit, inerte, le 14 au matin. Le 15, il est dans un état de torpeur accentué, complètement aphasique. Il ne comprend et n'exécute que les actes simples. La face est déviée ; déviation de la langue ; hémianopsie droite, pas d'hémiplégie, réflexes normaux, pas de Babinsky, sensibilité émoussée. Après une courte amélioration, il meurt dans le coma, le 3 mars 1909 ; le diagnostic de ramollissement cérébral fut vérifié à l'autopsie.

Or, dès l'entrée de ce malade, l'attention avait été attirée sur des lésions lymphangitiques du membre inférieur droit, et la palpation de la jambe avait révélé « un épaississement en masse de la partie moyenne de la diaphyse tibiale droite ».

La fiche d'examen d'entrée et de ses séjours à l'infirmerie

apprend que les lésions du membre inférieur remontent à plusieurs années ; le malade n'a pu préciser la date, mais il a dit que le début n'avait été marqué par aucun traumatisme.

*Ostéite du tibia.* — « Le tibia est épaissi à sa partie moyenne, il fait saillie à la face interne de la jambe, la peau est restée normale et ne lui adhère pas. L'os est pris en masse, la déformation de 8 centimètres environ de longueur est fusiforme, et sa surface semble lisse, en raison de l'état du malade, il est impossible de dire si la lésion est douloureuse.

« L'autopsie complète ces renseignements :

« Elle montre que l'os n'est déformé qu'au milieu de sa diaphyse, son axe a conservé sa rectitude et sa longueur est la même que celle du tibia gauche. La déformation est une sorte de renflement de 8 centimètres occupant toute la masse de l'os et émoussant ses bords, la saillie qu'elle forme s'affaisse lentement en haut et en bas. Le périoste est épaissi, fibreux, difficilement décollable, la surface de la diaphyse est à ce niveau irrégulière et blanc mat.

« L'os est scié suivant sa longueur, la coque osseuse, au niveau de la lésion est épaissie, formée par un os blanc, dur, compact et lourd, sans aréole ; le canal médullaire, rétréci par cet épaississement, est comblé par des travées et lamelles osseuses, transformé en un os spongieux dont les aréoles de 1 à 4, parfois 8 millimètres, contiennent une moelle rosée ou rouge. En haut ou en bas, l'os redevient normal par transitions insensibles, le canal médullaire, rempli d'une moelle jaune, tachetée d'un pointillé rouge, réapparait à l'extrémité supérieure du tibia.

« (La dissection de la jambe révélera, en outre, une lésion limitée du péroné, difficile à cataloguer ; la nature de cette lésion sera discutée à propos de la pathogénie de l'ostéite). »

*Lymphangite ascendante ulcéreuse.* — La traînée de lymphangite commence au niveau de l'épaississement osseux, elle remonte sur la face postéro-externe de la jambe, passe en arrière de la tête du péroné, croise la face externe du genou, se prolonge sur la face antérieure de la cuisse, gagne la gouttière vasculaire interne de la cuisse, et finit sur la face interne de la cuisse à une quinzaine de centimètres au-dessous du pli de l'aine.

Cette traînée lymphangitique est formée d'ulcérations croûteuses, échelonnées sur une ligne. Le plus souvent celles-ci sont confluentes et forment de longues pertes de substances ; elles sont séparées les unes des autres par des intervalles de peau non ulcérée.

Ces ulcérations ont toutes le même aspect : ulcérées, recouvertes de croûtes épaisses, stratifiées, brun noirâtre ou verdâtres, ecthymatiformes et rupioïdes ; la croûte arrachée, l'ulcération paraît pleine d'un pus jaunâtre et visqueux, le fond est lisse, jaunâtre ou rosé. Les bords violacés sont irréguliers, sinueux, décollés, le plus souvent épaissis. La peau qui les entoure est rose, violacée, ces lésions sont hypodermiques.

Entre les ulcérations, la peau est marbrée de violet et semble saine.

L'autopsie confirme ces données cliniques ; il n'y a pas de cordon lymphangitique reliant les ulcérations.

*Adénite inguinale.* — Pas de traînée appréciable entre la dernière ulcération et le pli de l'aine. Les ganglions mobiles ne sont pas hypertrophiés. A l'autopsie, ils semblent sains d'aspect ; le centre de quelques-uns a un aspect graisseux.

La culture a fixé le diagnostic de ces diverses lésions.

Le pus des ulcérations cutanées a donné des cultures pures de *sporotrichum Beurmanni*.

« La culture révèle la nature sporotrichosique de l'ostéite ; une tranche mince de tibia est passée vivement à la flamme pour stériliser sa surface, puis, avec des instruments flambés, on ouvre les aréoles osseuses située entre la partie condensée pleine de l'os et la moelle osseuse ; leur contenu est cureté au gros fil de platine, et déposé en points

séparés à la surface de deux tubes de gélose Sabouraud, et
d'un tube de pomme de terre; chaque tube est ensemencé
avec au moins une douzaine d'aréoles osseuses; les tubes
de gélose, laissés à froid, donnent : le premier, une colonie ;
le deuxième, deux colonies de *sporotrichum Beurmanni;*
le tube de pomme de terre, porté à l'étuve à 37 degrés,
semble rester stérile; pourtant, on remarque, à la partie
supérieure du morceau de pomme de terre, un point blanc
mat et étoilé rappelant l'aspect que prennent certaines
colonies de *sporotrichum Beurmanni* sur de vieilles cultures ou sur des cultures faites à 37 degrés et à sec; pour
être fixé, nous réétalons cette colonie suspecte sur toute la
surface de la pomme de terre où elle a poussé, et nous lais-
sons le tube à froid ; très rapidement, se développe une
abondante culture pure de sporotrichum, ayant les caractères
habituels des cultures jeunes mamelonnées sur pomme de
terre. Les cultures de l'ostéite ont été pures, comme celles
des lésions cutanées, mais les colonies microbiennes sont
plus rares, malgré la grande quantité de matériel ensemencé, sans doute parce que la lésion est ancienne. »

La culture a aussi montré que les ganglions inguinaux
droits sont infectés par le champignon, malgré leur apparence saine.

La sporo-agglutination fut positive à 1/400. La fixation
ne put être pratiquée.

*Histologie des lésions. Ostéite.* — « Les lésions osseuses
sont celles des ostéites anciennes chroniques, avec, parfois,
ébauche de formation nodulaire. Le périoste est épaissi,
traversé de vaisseaux enflammés et tacheté de traînées de
mononucléaires. La diaphyse, extrêmement épaissie, est le
siège d'une ostéite autrefois raréfiante, devenue condensante; aussi, les travées osseuses sont-elles épaissies et
séparées les unes des autres par des cavités énormes
remplies de tissu médullaire enflammé. Ce tissu médullaire
enflammé est fibro-cellulaire ; il est formé de fines fibrilles
collagènes, de cellules fixes fusiformes et de cellules arron-

dies tuméfiées; les capillaires ont leurs parois enflammées, épaissies, fibro-conjonctives.

« De petits et moyens mononucléaires sont disséminés un peu partout, sans former de nodules confluents. Çà et là, existent des myéloplaxes ostéoclastes, adossés à une travée osseuse ou inclus au milieu du tissu fibro-cellulaire. Quelquefois, les mononucléaires infiltrés deviennent plus nombreux et forment, surtout autour des vaisseaux enflammés, des nodules diffus. Exceptionnellement, un de ces nodules est centré d'une capillarité giganto-cellulaire, et l'ensemble ébauche une follicule tuberculoïde. Mais il n'y a ni follicules complets, ni gommules abcédées. La cavité médullaire n'existe plus; elle a été envahie par le tissu d'ostéite condensante et de médullité fibro-cellulaire. Les vaisseaux intramédullaires et intraosseux sont enflammés; parfois ils sont rompus, donnant lieu à un micro-hématome plus ou moins diffus.

« Au-dessus et au-dessous, les lésions inflammatoires s'atténuent. Le périoste est épaissi, fibreux, strié de vaisseaux à parois enflammées, fibro-conjonctives et parfois entourées de traînées cellulaires. La surface de l'os compact est irrégulière, rugueuse, creusée de vacuoles. L'os reste épaissi; les canaux de Havers sont dilatés, remplis d'une moelle fibro-conjonctive ou graisseuse, et parcourue de petits vaisseaux à parois fibreuses. La moelle est graisseuse et ne semble pas enflammée, mais elle est segmentée par des travées osseuses et ses vaisseaux sont épaissis. »

*Ulcérations lymphangitiques.* — Les lésions cutanées reproduisent le schéma individualisé par de Beurmann et Gougerot en 1906 *(Annales de dermatologie).*

*Adénite.* — Le ganglion n'est pas augmenté de volume; sa capsule est très épaissie, fibreuse; le centre a subi l'involution scléro-adipeuse. Le tissu propre du ganglion est un tissu lymphoïde serré, parcouru de nombreux capillaires très congestionnés et tacheté de corpuscules lymphoïdes à centre clair ou sombre; la formule de ce tissu lymphoïde semble peu altérée; pas de réaction myéloïde. Çà et là ressortent, sur la nappe lymphoïde, quelques follicules tuberculoïdes.

*Etiologie et pathogénie.* — L'étiologie et la pathogénie
de l'ostéite restent obscures. On peut émettre trois hypo -
thèses :

« *a)* D'après la première hypothèse, l'ostéite a été
« spontanée ». Le sporotrichum — introduit par voie souscutanée ou plutôt par voie digestive. et circulant dans le
sang — s'est fixé sur le tibia droit. sans que l'on connaisse
la raison de cette localisation. Le malade, d'après sa fiche,
n'aurait pas eu de fracture : la mensuration comparée des
tibias droit et gauche, qui les montre d'égale longueur,
la rectitude de l'axe du tibia malade semblent éliminer
l'hypothèse d'une fracture que le sporotrichum aurait
infectée secondairement. L'autopsie confirme qu'il n'y a pas
de pointe de fragment, qu'il n'y a pas apparence de juxtaposition des fragments fracturés. Tous ces arguments
contre-indiquent donc l'hypothèse de fracture. Pourtant,
la dissection du péroné montre, à peu près au même niveau
que le foyer tibial, un épaississement osseux péronier avec
une petite pointe saillante, que l'on peut interpréter comme
le reliquat d'une fracture. Le fait ne s'impose pas, il est
vrai, et la culture de cette lésion péronière n'ayant pas été
pratiquée, il est impossible de dire, si la lésion péronière
est une ostéite sporotrichosique ou une fracture ; toutefois,
si l'on admet que la lésion du péroné est une fracture,
une deuxième et une troisième hypothèse se présentent à
l'esprit.

« *b)* D'après la deuxième hypothèse, l'ostéite sporotrichosique du tibia aurait été secondaire à une vulgaire fracture de jambe traumatique du tibia et du péroné; la fracture aurait permis au sporotrichum circulant dans le sang
de se fixer et de se développer dans le tissu osseux. De
Beurmann et Gougerot ont, en effet, montré dans la sporotrichose hypodermique l'influence d'un trauma localisant

la mycose. Cette hypothèse n'a pour elle que la constatation d'une lésion péronière ressemblant à une fracture guérie, car l'interrogatoire ne relatait pas de fracture ; mais, à la rigueur, un vieillard a pu ne pas se souvenir d'un accident ancien. Les constatations d'autopsie semblent, elles aussi, contraires à l'hypothèse de fracture ; en effet, le tibia n'est pas raccourci, son axe est droit, mais on peut répondre que la fracture a été admirablement réduite et consolidée ; il n'y a pas de pointes osseuses, pas de juxtaposition de fragments, mais on peut dire que l'ostéite raréfiante et hyperostosante du cal infecté de sporotrichum les a fait disparaître. L'hypothèse de fracture traumatique du tibia, infectée secondairement de sporotrichum, n'est donc pas à rejeter.

« c) Dans la troisième hypothèse, l'ostéite sporotrichosique se serait développée sur des os sains, le sporotrichum s'étant fixé sur le tibia et le péroné pour des raisons inconnues. Puis, l'ostéomyélite sporotrichosique ayant miné les diaphyses, les os se seraient fracturés à la faveur des traumas insignifiants. Il y aurait donc eu ostéomyélite sporotrichosique primitive déterminant une fracture « spontanée », « pathologique » secondaire. Le fait est possible et cette troisième hypothèse n'est pas sans fondement clinique. En effet, Bonnet, de Lyon, vient d'observer un malade atteint de sporotrichose ostéopériostée du cubitus, qui fit une fracture « spontanée », secondairement à cette ostéite mycosique ».

Il est impossible de trancher entre ces trois hypothèses.

*Lésions viscérales de nature indéterminée.* — L'autopsie a révélé une induration des deux sommets avec adhérences pleurales. A la coupe, la plèvre est épaissie. Les lésions du poumon ont l'aspect d'anciens foyers tuberculeux du sommet.

L'étude histologique a été faite, et l'on note surtout l'envahissement du sommet, par de gros placards fibreux à bords irréguliers qui dissocient et segmentent les lobules.

La recherche des parasites sur coupes ne révèle pas de bacilles de Koch ni de cocci : il n'y a pas non plus de formes courtes indiscutables de sporotrichum.

### Observation XIV

*Bulletins et Mémoires de la Société médicale des Hôpitaux de Paris*, 28 mai 1909. — De Beurmann et Gougerot : Sporotrichose cachectisante mortelle, sporotrichoses polymorphes avec gommes sous-cutanées et grands abcès disséminés et avec localisations ostéo-articulaires, épididymaires et oculaires : conjonctivite, hypopyon, staphylôme, perforation de la cornée, issue du corps vitré et perte de l'œil, panophtalmies sporotrichosiques. (Observations de MM. Maurice Lagoutte et Briau, chirurgien et médecin de l'Hôtel-Dieu du Creusot), pp. 1046-1050.

Nous ne retiendrons que la première de ces deux observations, la seconde ne comportant pas de lésions osseuses ou articulaires.

Raymond de S..., soixante-cinq ans, voyageur de commerce, entre à l'Hôtel-Dieu du Creusot, service de M. Briau, le 4 avril 1908, et y meurt, le 10 janvier 1909.

A l'entrée, ce malade « très corpulent », semble jouir d'une belle santé; pas d'antécédents notables ; pas de tare organique ; ni sucre, ni albumine. L'affection qui l'amène a débuté il y a six mois, en octobre 1907, par des abcès traités, à Nevers et au Creusot, par de nombreux curettages.

Le 4 avril 1908, une trentaine de lésions, en activité, sont disséminées aux coudes, aux cuisses, aux doigts et aux orteils ; elles sont à des stades divers d'évolution. « Plusieurs des gommes fistulisées des doigts et des orteils communiquent avec les articulations ou avec le tissu osseux des phalanges.

« La face et les doigts sont le siège d'un certain nombre de lésions et présentent des cicatrices gaufrées, déprimées, adhérentes aux plans sous-jacents, de couleur rouge cuivrée. Aux doigts, les sporotrichomes ulcérés et fistulisés communiquent avec les lésions ostéo-articulaires. Ces sporotrichomes ont occasionné l'ankylose de plusieurs articulations interphalangiennes et l'un des doigts a même subi une amputation partielle. L'ankylose articulaire est due, non aux cicatrices, mais aux lésions ostéo-articulaires; il semble que ces ostéo-arthrites sporotrichosiques aient été consécutives à l'envahissement de gommes sous-cutanées péri-articulaires, car les symptômes articulaires ont toujours été précédés par l'apparition d'une gomme, dans le voisinage de l'articulation. »

À la face, les gommes sont disséminées sur les joues, le nez, dans la barbe.

« L'une des gommes nasales semble avoir intéressé les os propres du nez, qui présentent une dépression notable, après la guérison. »

Dès l'entrée, le malade est soumis à l'iodure ; il en prendra jusqu'à 4 grammes par jour ; les lésions en activité sont curettées, abrasées et touchées à la teinture d'iode.

Une longue période d'amélioration suivit, mais avant que la guérison fût complète, d'autres foyers apparurent. Ils évoluèrent comme les précédents, et subirent un traitement semblable, plus discret.

Peu à peu, l'état général faiblit : amaigrissement, perte d'appétit. Des lymphangites sans abcès apparaissent aux membres. Puis huit vastes collections de pus franc, apparaissent aux deux cuisses, au mollet droit, au bras gauche, dans les régions péri-ombilicales. Elles sont peu douloureuses ; leur évolution est au début subaiguë ; la peau est rouge, érysipélateuse ; la température monte à 38 degrés, 38°5 et même 40 degrés. Les premiers abcès ponctionnés guérirent vite ; les suivants, rebelles, se tarirent cependant, après des fistulisations sauf deux : le premier, gros abcès de l'épididyme qui ne guérit pas ; le second, sans doute, dû à la propagation d'un sporotrichome mal cicatrisé du nez, occasionna une conjonctivite, puis la fonte de l'œil.

Avec les gros abcès, l'état général s'altéra rapidement ; l'amaigrissement, la perte de l'appétit, l'affaiblissement s'accentuent. Le malade eut des syncopes et, le 10 janvier 1909, il mourut, succombant à une sorte de cachexie progressive.

### Observation XV

*Bulletins et Mémoires de la Société médicale des Hôpitaux de Paris*, 4 juin 1909. — De Beurmann, Gougerot et Verne : Ostéo-myélite gommeuse sporotrichosique primitive. Abcès intra-osseux du tibia. (Présentation de la malade et des radiographies, 1 radiographie, pp. 1123-1129.)

Mme K..., soixante-quatre ans, vient à la consultation, le 9 avril, pour la première fois, « parce qu'elle souffre de la jambe gauche, depuis un an environ ».

Excellent état général ; aucune tare organique ; aucune maladie antérieure.

Juillet 1908. — Mme K... ressentit quelques petits élancements, dans la profondeur de la jambe gauche ; surtout nocturnes, ces douleurs n'étaient pas exaspérées par la marche ; pendant cinq mois, elle ne s'en préoccupa point.

Décembre 1908. — Elle s'aperçut peu à peu de l'existence d'une tuméfaction qui était « dans l'os » ; « la masse formait un rond avec un bourrelet dur ». La peau restait blanche et souple.

9 avril 1909. — « La lésion était dure, adhérente à la peau, mais très peu douloureuse à la pression ; elle formait une masse un peu saillante de 5 centimètres de hauteur et

de largeur, terminée à sa partie supérieure par un bourrelet dur, transversal, correspondant au point où s'arrête la partie supérieure de la chaussure.

10 mai. — « La peau était adhérente et rouge, et le centre de la masse empâtée commençait à se ramollir. »

23 mai. — « La lésion est ramollie et suppurée. La jambe, à sa partie inférieure, un peu au-dessus de la cheville, est tuméfiée en totalité ; la peau n'est rosée que sur la face interne et antérieure de la jambe, et c'est là que la tuméfaction est le plus marquée. Au point le plus saillant, la peau desquame un peu ; elle est à la fois violacée et légèrement pigmentée, avec un reflet cuivré. La teinte rosée s'étend sur une largeur de 8 centimètres et se perd insensiblement dans la peau blanche environnante. Au centre, sous des squamules, on aperçoit deux petits pertuis fistuleux, d'1 millimètre de diamètre à peine et situés à quelques millimètres l'un de l'autre. Ces pertuis sont si petits que seul l'écoulement de pus nous a révélé leur présence.

« La palpation décèle un œdème mou, dans lequel le doigt s'enfonce facilement. Cet œdème diffus, indolent, envahit l'hypoderme et les muscles environnants ; il remonte sur la face interne du tibia jusqu'à mi-jambe. En bas, au contraire, il s'arrête brusquement, au niveau du bourrelet transversal que nous avons signalé.

« Au-dessous de cet œdème, on sent une tuméfaction dure, arrondie, envahissant toute la largeur de la jambe, siégeant à l'union du tiers inférieur et du tiers moyen du tibia. Son bord inférieur, facile à délimiter, est à 4 centimètres au-dessus de la pointe de la malléole interne. C'est un bourrelet épais, dur et saillant, qui fait corps avec l'os, ainsi que s'en assure le doigt qui, partant de la malléole tibiale, suit la face interne du tibia. En arrière et dedans, la limitation est aussi brusque et l'on retrouve le même bourrelet osseux, dur et épais ; du fait de cet épaississement, le bord postéro-interne de l'os est reporté en arrière. En avant et en dehors, de même qu'en haut, la limite du foyer est, au contraire, difficile à apprécier, en raison de l'infiltration des parties molles ; on sent toutefois le bord antérieur proéminent, irrégulier et bosselé.

« En déprimant, lentement et doucement, l'œdème sous-cutané, on parvient à explorer le centre de la lésion ; le doigt sent une surface dure, irrégulière, qui est manifestement la surface osseuse hypertrophiée. En trois points, cette masse est ramollie ; le premier abcès correspond au point le plus saillant de la tuméfaction et s'ouvre à la peau par les deux petits pertuis déjà signalés.

« Le deuxième abcès est situé un peu au-dessous, et le troisième en dehors ; la peau est amincie, mais non encore fistulisée et à peine enflammée.

« Cette palpation prolongée fait sourdre des pertuis du premier point ramolli, une sérosité louche, visqueuse et épaisse, transparente, jaunâtre, véritablement gommeuse. Il s'y mélange des masses gélatineuses, translucides, parfois légèrement opaques et verdâtres. Le pus de ponction de l'abcès fermé est une sérosité citrine plus fluide et mêlée de stries purulentes opaques.

« Toutes ces lésions sont à peu près indolentes et seule la palpation forte est pénible.

« La santé générale n'a été troublée à aucun moment, et cette lésion osseuse est la seule détermination appréciable de la mycose. »

*Radiographies.* — « Elles montrent que le tibia est pris en masse sur une hauteur de 90 millimètres environ ; la diaphyse est déformée et très épaissie ; son diamètre transversal est de 47 millimètres au point le plus large de la lésion, alors qu'au-dessus il est de 28 millimètres et au collet sous-malléolaire de 37 millimètres. Au niveau du foyer, le diamètre antéro-postérieur de l'os est plus large. Les bords du tibia sont déformés, le bord antérieur est proéminent, irrégulier ; les deux bords postérieur et interne sont fortement élargis et méconnaissables, le postéro-externe surtout.

« La radiographie met en évidence le siège intra-osseux du foyer. Au centre de la tuméfaction globale fusiforme du tibia, on aperçoit sur la radiographie frontale une aire transparente, ovoïde, à bords nets, entourée d'os compact, noir sur la radiographie. Cette aire, haute de 35 millimètres, large de 20 millimètres, correspond à la collection suppurée, et l'on voit sur le fond de sa paroi trois zones claires qui correspondent aux points de perforation de l'os compact et aux gommes périostées ramollies que l'on sent à la palpation. Sur la radiographie latérale, l'aire claire de l'abcès intra-osseux est haute de 50 millimètres, large de 32 millimètres et l'on voit l'abcès pointer vers le bord intérieur de l'os, miner le bord intérieur et le perforer au point le plus saillant. »

Les cultures faites avec du pus de la gomme fermée ont donné du *sporotrichum Beurmanni* pur ; celles faites avec sérosité visqueuse s'écoulant des pertuis de la gomme fistulisée furent presque pures, à peine mélangées de quelques colonies de staphylocoques blancs.

La sporo-agglutination de Widal et Abrami était de 1/200.

OBSERVATION XVI

*Bulletins et Mémoires de la Société médicale des Hôpitaux de Paris*, 16 juillet 1909. — Lebar et Saint-Girons : Sporotrichose de de Beurmann. — Ulcération cutanée de l'avant-bras avec ostéite du cubitus. — Séro-diagnostic et intra-dermoréaction positifs, pp. 168-171.

R... Henri, dix-sept ans, garçon de café, se présente à la consultation de M. Jacquet, à l'hôpital Saint-Antoine, le 8 juin 1909, pour une ulcération siégeant à l'avant-bras droit.

Parents bien portants.

Pas d'antécédents personnels (otite 1907).

Il y a une semaine, sans cause appréciable, sans traumatisme, il vit apparaître, sur le bord interne de l'avant-bras droit, une tuméfaction rosée, peu douloureuse.

Après application de deux cataplasmes de fécules, une ulcération apparut ; elle s'est étendue.

8 juin 1909. — « L'ulcération mesure 2 centimètres de longueur sur 1 centimètre de largeur. Elle est ovalaire, à bords réguliers, un peu décollés, à fond sanieux, saignant facilement et laissant s'écouler spontanément une sérosité un peu louche. L'examen au stylet montre que le décollement s'étend assez loin vers le coude. Les tissus voisins sont empâtés ; l'os sous-jacent est augmenté de volume sur une longueur de 6 à 8 millimètres et légèrement douloureux à la pression. »

Un ganglion sus-épitrochléen, non douloureux.

Excellent état général.

Le diagnostic de la lésion est confirmé par : la culture à froid, sur gélose glycosée peptonée ; au microscope, par « la culture sur verre sec » (Gougerot) ; par le séro-diagnostic de Widal et Abrami, et par l'intra-dermo-réaction sporotrichosinique.

La lésion cutanée a guéri, en quatre semaines, par des pansements simples et sans traitement ioduré. « Mais le cubitus reste augmenté de volume ; la radiographie montre une légère dépression du bord interne, tandis que, de part et d'autre, le périoste est soulevé ; il est bien probable que le traitement ioduré réduira le volume de cette périostose. »


## OBSERVATION XVII

*Bulletin de la Société française de Dermatologie et de Syphiligraphie*, 4 novembre 1909, n° 8, pp. 363-367. — Observation de MM. Rouslacroix et Wyse-Lauzun, de Marseille : Sporotrichose gommeuse disséminée ulcéreuse. — Synovite sporotrichosique du poignet et sporotrichose mammaire (présentation de photographies et de cultures).

Cette observation est un exemple de sporotrichose gommeuse disséminée ulcéreuse ; deux de ses localisations sont remarquables : la synovite du poignet, l'infiltration mammaire.

Il s'agit d'une malade, cuisinière, âgée de cinquante-sept ans.

Rien à signaler dans ses antécédents héréditaires ou personnels.

L'affection (dont on ne peut découvrir la porte d'entrée) débuta en mars 1909, à la campagne, par une lésion sous-cutanée, nodosité indolore, grosse comme une olive, siégeant au tiers supérieur du bras droit ; des lésions de même nature apparurent successivement, à la face palmaire du poignet droit et sur diverses parties du corps.

Toutes ces lésions ont des caractères communs. « Dures et complètement indolores au début, elles grossissent assez rapidement et évoluent vers la surface de la peau. Elles deviennent alors rouge violacé et douloureuses, molles, fluctuantes et bientôt elles s'ulcèrent, laissant écouler un pus très liquide, blanchâtre, strié de sang. C'est en un mois environ, que la plupart des gommes arrivaient à l'ulcération, »

La malade entre à l'hôpital, le 19 juillet 1909. Elle n'a subi, jusqu'ici, aucun traitement.

On constate :

Au tiers supérieur du bras droit : trois gommes ulcérées et trois gommes non ulcérées.

Au poignet droit, face palmaire : « Trois volumineuses lésions violacées. La région est considérablement augmentée de volume, déformée, rouge et douloureuse. Les mouvements de l'articulation sont impossibles. L'infiltration profonde des tissus est très marquée, et donne l'impression d'une synovite fongueuse. »

A la partie inférieure et externe du sein droit, une grosse tuméfaction, non ulcérée, dure, mobile.

Au coude gauche, au bras gauche, à la partie inférieure et interne du sein droit, à la partie externe de la fesse gauche, à la face interne du mollet gauche, à la face externe du pied gauche, au genou gauche, au pied droit, on note des gommes ulcérées ou non, de dimensions variables.

En tout, dix gommes ulcérées, et neuf non ulcérées.

Le diagnostic de sporotrichose est posé pour les motifs suivants : absence d'antécédents spécifiques, multiplicité et siège des lésions, rapidité de l'évolution, caractères propres, nature du pus très liquide et abondant, absence de fièvre, état général satisfaisant, et, enfin, préparations et cultures caractéristiques de *sporotrichum Beurmanni*.

Le traitement ioduré (de 4 à 6 grammes par jour, avec intervalles de repos de quatre à cinq jours), associé aux pansements humides sur les gommes ulcérées, et à l'application de teinture d'iode sur les gommes non ulcérées, amène la guérison complète.

### OBSERVATION XVIII

*Bulletin de la Société française de Dermatologie et de Syphiligraphie*, nº 8, 4 novembre 1909, pp. 367 et 368. — Observation de M. Bruno-Bloch, de Bâle ; sporotrichose aiguë fébrile gommeuse, disséminée, ostéite de la clavicule et du sternum. Diazo-réaction d'Ehrlich positive, cuti-réaction sporotrichosinique positive. — Résumée à la Société de Médecine de Bâle, le 6 mai 1909. — Publiée *in extenso* dans les *Beihefte zur Medizinischen Klinik* de Vienne, 1909 (Heft 8-9).

« Le malade a eu une sporotrichose aiguë, hématogène, évoluant avec des symptômes généraux graves, fièvre, douleurs diffuses, violentes dans les os, les jointures, les muscles, avec insomnie, anorexie, lassitude et amaigrissement, déterminant une leucocytose notable et caractérisée par des lésions cutanées polymorphes disséminées, la plupart tuberculoïdes ; gommes profondes, nodules et papules superficielles, croûteuses, ramollies le plus souvent à leur partie centrale, plus rarement en totalité, efflorescences papillomateuses et verruqueuses.

« La radiographie a montré une ostéite de la partie supérieure du sternum et du segment interne de la clavicule droite ; l'incision de l'abcès par congestion, né de ce foyer osseux, a permis de donner une preuve de plus de cette origine osseuse, Bruno-Bloch ayant alors vu et senti un énorme épaississement du périoste. »

Agglutination du sérum du malade à 1/800.

Réaction de fixation négative.

Bruno-Bloch a noté, au moment de la phase aiguë la diazo-réaction d'Ehrlich, dans les urines.

Guérison complète par l'iodure.

De plus, c'est le premier cas où l'on ait obtenu une réaction sporotrichosinique positive ; elle a donc été le point de départ des études françaises sur les réactions sporotrichosiniques.

### Observation XIX

Sporotrichose hypodermique gommeuse, ulcéreuse, disséminée. — L. Landouzy : *la Presse médicale*, 6 novembre 1909, pp. 785-789.

Femme. Rien à noter dans ses antécédents héréditaires. Depuis quinze ans, bronchites fréquentes ; infiltration bacillaire torpide du sommet droit.

Début des premières lésions cutanées, il y a deux mois, par une petite nodosité à l'avant-bras gauche.

Peu à peu, des gommes apparaissent.

Les lésions sont des gommes hypodermiques, à des stades différents de leur évolution : nodules, gommes en voie de ramollissement, ulcérations. Leur numération exacte est impossible.

« A ces gommes hypodermiques s'ajoutent d'autres lésions, entre autres, une *gomme périostée du frontal.* »

L'état général est resté très bon.

## OBSERVATION XX

*Bulletins et Mémoires de la Société médicale des Hôpitaux de Paris*, 31 décembre 1909. — P. Moure (présenté par M. de Beurmann) : *Arthrite sporotrichosique du genou*, pp. 948-953.

Cas observé à l'Hôtel-Dieu dans le service de M. Guinard.

I. *Histoire clinique.* — P..., quarante ans, cuisinier. Pas de maladie jusqu'en janvier 1908. A cette époque, à l'occasion du froid, apparaissent des crampes du mollet gauche, des picotements au genou gauche qui augmente de volume. Le sirop de Gibert l'améliore un peu, et il reprend son travail.

Fin avril 1909. — Il interrompt à nouveau son travail, entre dans un service de chirurgie où l'on constate « un abcès froid osseux fermé de l'extrémité supérieure du tibia gauche et de l'hydarthrose du genou gauche ». On ponctionne l'abcès qui donne un pus visqueux ; « le genou ne fut pas ponctionné. Aucun examen bactériologique ni cytologique ne fut pratiquée ».

15 juin 1909. — Le malade quitte l'hôpital.

Quelques jours après, les douleurs reparaissent, l'abcès se reforme ; après l'application d'une compresse imbibée de teinture d'iode, l'abcès s'ouvre, se fistulise ; une ulcération se forme. D'autres gommes apparaissent à la cuisse.

Entrée à l'Hôtel-Dieu, le 1er juillet 1909, service de M. Guinard.

On constate :

1° Une ulcération qui siège à l'extrémité supérieure du tibia gauche, répondant au pourtour de la tubérosité antérieure du tibia. Elle présente 8 centimètres sur 6 de diamètre. Le fond est recouvert de pus jaune verdâtre, épais, visqueux ; après l'avoir asséché avec une compresse, il apparaît rose, finement granité. Les bords sont irréguliers, déchiquetés, très largement décolés (sur 1 cm. 1/2 sur tout le pourtour) : en pressant sur ces bord décollés, on fait sourdre du pus. La peau environnante est, dans un rayon de plusieurs centimètres, lisse, mince, violacée au voisinage immédiat, brune à la périphérie. A 3 centimètres au-dessous de l'ulcération, existe une tuméfaction fluctuante, qui siège au niveau de la crête tibiale et donne l'impression d'un abcès périostique :

2° « Une hydarthrose du genou gauche ; celui-ci dans son ensemble est augmenté de volume, globuleux : les culs-de-sac sont distendus, les méplats effacés ; la face antérieure apparaît irrégulière, bosselée : il existe sur la rotule quatre petites saillies fluctuantes d'environ 1 centimètre de diamètre.

« *Le choc rotulien, très net, permet d'affirmer la présence d'un épanchement.* En mobilisant la rotule dans le sens transversal, en la faisant frotter contre la trochlée fémorale, on perçoit un frottement rugeux qui donne l'impression d'une surface articulaire dépourvue de cartilage.

« La pression est douloureuse sur le pourtour antérieur des plateaux tibiaux. »

3° Vingt-huit gommes sous-cutanées, ramollies et fluctuantes, sur le trajet de la saphène interne, depuis le genou jusqu'à la pointe du triangle de Scarpa.

Ganglions inguinaux légèrement augmentés de volume, non douloureux ; à la pointe du triangle de Scarpa, adénopathie très discrète, mais certaine.

« *Radiographie :* montre des lésions très nettes, siégeant particulièrement sur le tibia. La partie antérieure de son extrémité supérieure est plus claire et présente une série de petites aspérités. Au centre de l'extrémité supérieure du tibia, apparaît une zone claire ; l'extrémité supérieure du bord interosseux tibial présente un épaississement notable du périoste. »

Etat général pas brillant ; faciès pâle ; membres grêles.

Température : 37 degrés, 37°3 le matin, 38 degrés le soir.

Rien au cœur, ni aux poumons, ni dans les urines.

II. *Examen de laboratoire.*

1° *Ulcération.* — Sur les deux tubes où fut ensemencé du pus provenant de l'ulcération de la jambe, ont poussé des colonies de *sporotrichum Beurmanni.*

2° *Hydarthrose.* — « Une ponction du genou a été pratiquée, avec une seringue de 20 centimètres cubes stérilisée à l'autoclave. Deux tubes de gélose glycosée et deux tubes de gélose simple ont été ensemencés immédiatement, et deux cobayes ont été inoculés sous la peau de la cuisse et dans le péritoine. Chacun reçoit environ 8 centimètres cubes. Une nouvelle ponction permit encore de retirer facilement 20 centimètres cubes qui furent défibrinès, et centrifugés, pour pratiquer l'examen cytologique.

« Le liquide retiré, par ponction du genou, est nettement louche ; à la fin de la deuxième ponction, il se teinte de sang.

« Après centrifugation, il se forme un culot très net au fond du tube. L'examen des frottis faits avec ce culot, montre une formule à polynucléaires neutrophiles, avec d'assez nombreux macrophages et quelques globules rouges.

« En deux points de nos préparations, nous avons pu voir des parasites sous leur forme mycélienne courte, mais nous n'aurions pu affirmer notre diagnostic par le simple examen de ces frottis. Bientôt, les cultures sont venues nous donner un résultat certain.

« Des quatres tubes ensemencés, les uns furent placés à l'étuve à 37 degrés, les autres laissés à la température extérieure. Après trente heures à peine, apparut sur les tubes placés à l'étuve un fin semis de colonies blanches. Une parcelle détachée au fil de platine nous montra la présence de filaments et de spores, sans aucune association bactérienne. Sur les tubes placés à la température extérieure, les premières colonies n'apparurent qu'après cinq jours. Les deux cobayes inoculés le 21 juillet ont été sacrifiés le

24 octobre 1909, et l'autopsie attentive les a montrés absolument sains. »

3° *Gommes*. — Une gomme rotulienne et une gomme de la cuisse, ponctionnées et ensemencées, ont donné des colonies caractéristiques de *sporotrichum Beurmanni*.

4° La sporo-agglutination fut positive à 1/150. « Le liquide articulaire agglutinait au même titre. » La fixation du complément fut aussi positive.

« Ces différentes épreuves nous donnèrent la certitude que seul le *sporotrichum Beurmanni* était la cause des différentes lésions, osseuses, cutanées et articulaires, que présentait notre malade. »

III. *Evolution des lésions*. — Dès les premiers jours, le traitement ioduré fut institué; on monta progressivement de 2 à 8 grammes. En trois semaines, les gommes sous-cutanées et osseuses disparurent. « Les bords de l'ulcération se recollèrent, et la plaie, sur laquelle étaient mis des pansements à l'iodure, se cicatrisa peu à peu. Au commencement de septembre, c'est-à-dire une quarantaine de jours après le début du traitement, la plaie était presque fermée; il ne persistait plus qu'un petit trajet fistuleux, l'arthrite avait rétrocédé, les douleurs avaient complètement disparu, mais l'épanchement n'était pas complètement résorbé. A cette époque, se croyant guéri, le malade sortit, sur sa demande, et cessa tout traitement. Il revint un mois plus tard : l'épanchement s'était reproduit, les culs-de-sac étaient de nouveau empâtés, et l'ulcération tibiale avait pris la dimension d'une pièce de 5 francs. » On institue à nouveau le traitement ioduré, et, le 15 novembre 1909, le malade sort guéri.

## Observation XXI

Faroy et Caraven, *in* thèse de M. Caraven, 9 février 1910,
p. 60.


Malade vue à l'Hôtel-Dieu par Faroy et Caraven (observation XVI, inédite).

Femme, soixante et un ans, journalière.

Opérée le 13 avril 1909. Malade du service du professeur Dieulafoy. Sporotrichose du $1^{er}$ métatarsien droit, à forme anatomique de spina-ventosa. Ablation du trajet fistuleux. Rugination de l'os. Trépanation de la diaphyse. Curettage. Essai de réunion primitive après désinfection à $H^2O^2$ forte. Il existait des séquestres.

Guérison ultérieure par l'iodure.


## Observation XXII

*Bulletins et Mémoires de la Société médicale des Hôpitaux
de Paris*, n° 19. — E. Jeanselme et P. Chevalier,
17 juin 1910, pp. 784-792.


« Sporotrichose à foyers multiples ».

V... Louis, quarante-six ans, chiffonnier, vit poindre vers la mi-février, soit il y a quatre mois, des nodosités sous-cutanées multiples sur ses membres supérieurs. L'éruption a gagné peu à peu la face et les membres inférieurs.

Actuellement, ces gommes sont si nombreuses qu'il est difficile de les compter; les avant-bras, le cou, le tronc, les bras, les cuisses, les fesses en sont bourrés. Leur taille et leur âge sont variables; il en est de fermes, de fluctuantes, de fistulisées, d'ulcérées; d'autres enfin en voie de cicatrisation. Elles occupent tous les étages de la peau, depuis le tissu sous-cutané jusqu'au revêtement épidermique.

Ces lésions ont retenti sur les voies lymphatiques : il y a des ganglions inguinaux, cervicaux, axillaires.

A l'examen de la muqueuse buccale, on remarque quelques petits placards rosés, sur la voûte palatine ; la face dorsale de la langue est dépouillée de son épithélium, dans son tiers antérieur ; plus en arrière, elle est mamelonnée par des saillies basses et obtuses, au niveau desquelles l'épithélium fait défaut. L'isthme du gosier semble indemne.

Depuis sept à huit semaines, la conjonctive droite est très injectée ; la vue a baissé beaucoup ; l'iritis s'accompagne de vives douleurs péri-orbitaires.

« Les localisations de la sporotrichose sur le squelette du malade sont nombreuses et variées. A la surface de la diaphyse des os longs, adhèrent des gommes profondes qui semblent naître du périoste.

« La tubérosité antérieure du tibia gauche est doublée d'une exostose saillante et douloureuse. Toute la face interne de cet os, dans sa moitié supérieure, est irrégulière, mamelonnée et sensible à la pression.

« La cuisse droite a été amputée, un peu au-dessus du tiers moyen, le 11 mars 1909. L'intervention chirurgicale a été rendue nécessaire par l'existence d'une « tumeur blanche », dont le développement aurait été singulièrement rapide. En effet, le 24 décembre, le malade était venu à pied à l'hôpital ; le 22, il travaillait encore, et il ne souffrait réellement que depuis un mois. Ainsi donc, moins de quatre mois après son début, la lésion ostéo-articulaire avait pris de telles proportions que le chirurgien, abandonnant tout espoir de conserver le membre, pratiquait l'amputation de la cuisse au tiers supérieur. Cette évolution rapide contraste avec la marche lente de la tumeur blanche bacillaire.

« Autre caractère différentiel de valeur : l'indolence presque complète de la lésion, qui avait désorganisé l'articulation du genou, ne plaide pas en faveur d'une arthrite tuberculeuse. Nous ne pensons pas, cependant, qu'on puisse taxer le chirurgien de négligence, car, à cette époque, l'arthrite était apparemment l'unique localisation de la sporotrichose. La poussée de gommes disséminées n'est survenue, en effet, que onze mois plus tard. L'erreur de diagnostic, si toutefois notre hypothèse est exacte, était donc inévitable. »

Du côté de l'appareil génital, il existe deux nodosités du volume d'un poids sur le gland, quelques noyaux dans la peau du scrotum, et de volumineux noyaux sur l'épididyme droit et gauche et sur le cordon spermatique droit.

L'exploration des organes internes est négatif.

Presque tous les soirs, le malade a une poussée thermique aux environs de 38 degrés.

Il se sent faible et dit avoir maigri. Pas d'anémie ; équilibre leucocytaire à peu près normal. Perte de l'appétit.

Vagues douleurs des membres, dues, sans doute, aux gommes.

A cinq reprises, le pus des gommes a donné des cultures pures de sporotrichum.

Aucun des animaux inoculés n'a donné de signes de tuberculose.

Au point de vue étiologique, on a quelques renseignements intéressants : ce malade, dès le jeune âge, eut des varices de la jambe droite ; sur cette jambe variqueuse se développa un ulcère, qui a été toujours très négligé et fut exposé aux contaminations. Or, cet homme fut tour à tour terrassier, charretier d'un tombereau d'ordures ménagères, et enfin chiffonnier.

L'ulcère de jambe fut vraisemblablement la porte d'entrée du sporotrichum, qui colonisa dans l'articulation du genou et la moitié inférieure du fémur, puis se dissémina dans les différents tissus.

Soumis au traitement ioduré, porté progressivement jusqu'à 9 grammes d'iodure de potassium par jour; le malade est très rapidement amélioré.

On a fait l'examen biopsique d'une des gommes sous-cutanées,.

## Observation XXIII

*Annales d'oculistique*, août 1910, t. CXLIV, pp. 72-77. —
E. Velter : Un cas de sporotrichose orbito-palpébrale
primitive.

B..., François, cinquante-deux ans, camelot, vient le
16 mars 1910, à la consultation d'ophtalmologie, pour un
petit abcès de la paupière inférieure droite.

Rien à noter dans ses antécédents.

L'affection remonterait à trois semaines et aurait débuté
par une sensation de gêne, une légère douleur à la partie
externe de la paupière, sans modification de l'état général.

16 mars 1910. — Du côté droit, il existe une tuméfaction
marquée de la moitié externe de la paupière inférieure.

La peau est rouge, lisse, non vascularisée.

« La palpation montre qu'il existe une fluctuation nette,
mais la collection est peu tendue, elle paraît s'enfoncer
dans l'angle externe de la cavité orbitaire. Les tissus
voisins sont peu indurés, l'indolence est complète.

« La collection est incisée; il s'écoule une assez grande
quantité d'un pus jaune brunâtre, visqueux, à aspect de
muco-pus, mêlé d'un peu de sang.

« L'exploration au stylet montre qu'il existe une surface
osseuse dénudée, au niveau du rebord orbitaire inférieur et
externe, et sur la paroi externe de la cavité orbitaire, sur
2 centimètres environ, en largeur et en profondeur. Drai-
nage. Pansement humide. »

Examen direct du pus négatif.

Cultures positives de sporotrichum.

Il existe un chémosis assez accusé du cul-de-sac inféro-
externe.

25 mars 1910. — Le malade revient à la consultation ; il
existe une petite fistule, point d'incision, et il s'écoule une
petite quantité de pus brunâtre et visqueux. La tuméfaction

persiste, la peau est rouge, lisse. L'induration est très limitée, la pression non douloureuse.

« L'exploration au stylet montre la surface osseuse dénudée, avec la même étendue. »

Rien à noter pour l'état général.

Nouvelles cultures positives.

Adénopathie préauriculaire.

14 avril 1910. — La gomme de la paupière inférieure persiste avec les mêmes caractères, la fistule suinte peu. Une petite gomme s'est développée à la paupière supérieure.

On prescrit 2 grammes d'iodure par jour.

27 avril 1910. — Le malade n'a pas suivi son traitement. En plus des gommes de la paupière, il existe une nouvelle gomme de la région temporo-malaire

Persistance de l'adénopathie préauriculaire.

Nouvelles cultures positives.

Le malade refuse d'entrer à l'hôpital, et on ne peut espérer lui faire suivre un traitement sévère.


## OBSERVATION XXIV

*Bulletins et Mémoires de la Société médicale des Hôpitaux de Paris*, n° 26, 21 octobre 1910, pp. 214-227. — De Beurmann, Gougerot, Bith et Heuyer : Forme nouvelle de sporotrichose. Sporotrichose à grands abcès froids multiples (présentation de malade), 5 figures.


S..., J., quarante-quatre ans, ferblantier.

Pas d'antécédents héréditaires intéressants.

Grand alcoolique. Syphilis bénigne à vingt-deux ans.

La maladie actuelle remonterait à fin mai 1910.

30 septembre 1910. — Cet homme qui dit avoir maigri et se sentir fatigué, a un état général satisfaisant.

A l'examen, on lui trouve des sommets douteux et une

cirrhose hypertrophique à ascite : la température est normale.

On trouve sur tout le corps de gros abcès, non douloureux, apparus spontanément vers le 7 septembre, et des gommes sous-cutanées ou musculaires : en tout 14 foyers et 5 cicatrices de gommes guéries.

Les gros abcès simulent des abcès, ossifluants ; une périostite du médius ressemble à une spina-ventosa tuberculeuse.

La cuisse gauche est le siège de quatre gros abcès, deux antérieurs, deux postérieurs qui déforment le membre, mais n'empêchent pas la marche. Les abcès antérieurs sont fluctuants, indolents, semblent sous-aponévrotiques et profonds ; ils ne paraissent pas adhérer au fémur, et la radiographie ne décèle pas de lésions de l'os. Ces deux abcès communiquent entre eux. Ponctionnés, ils se reforment très vite. Les deux abcès postérieurs sont contigus ; on peut estimer le contenu de l'un d'eux à 300 centimètres cubes.

Un cinquième abcès déforme le tiers inférieur de la jambe gauche ; il est accolé à la face interne et antérieure du tibia. La peau est rose, violacée, pigmentée de cette teinte assez spéciale à la sporotrichose, amincie en un point ; « la masse est fluctuante, indolente ; elle est nettement adhérente et accolée à l'os, et elle est limitée par un gros bourrelet dur, périosté. Malgré le peu de lésions à la radiographie, il y a tout lieu de supposer que l'origine est une périostite sporotrichosique »,

Il existe encore un abcès, au niveau de la tête du péroné droit, un abcès dans la profondeur de la région fessière droite.

Ganglions inguinaux, petits et indolents.

« La spina-ventosa siège à la base du médius droit. Tout le pourtour de la racine du doigt, la première phalange et la région attenante de la paume sont extérieurement tuméfiés, rouges, douloureux. Cette tuméfaction mesure 8 centimètres de longueur, en arrière, et 6 centimètres en avant ; elle est nettement fluctuante et la peau violacée, amincie, est prête à s'ulcérer ; elle remonte dans la paume de la main jusqu'au niveau du pli d'adduction du pouce ; sur la face dorsale, l'abcès recouvre l'extrémité inférieure du 2ᵉ et 3ᵉ métacarpiens. Le gonflement se prolonge jusqu'au poignet. Les fusées de la paume de la main et de sa face dorsale, ainsi que les douleurs provoquées par les mouvements de la troisième phalange, indiquent que les synoviales sont envahies. Le point de départ semble être périostique plutôt qu'osseux ; la radiographie ne montre pas de lésion réelle de la première phalange, mais un simple éclaircissement, avec irrégularité du périoste : l'aspect est donc différent de celui de la spina-ventosa tuberculeuse. Cette faible intensité des lésions périostiques révélées par la radioscopie est de règle dans les périostites sporotrichosiques. La ponction, faite au point le plus saillant prêt à s'ouvrir, retire plus de 3o centimètres cubes d'un pus très visqueux, presque gélatineux, vert, opaque, qui, ensemencé, donne des cultures pures, très abondantes de *sporotrichum Beurmanni.* Les jours suivants, l'orifice de ponction se fistulise en un pertuis de 3 millimètres de diamètre, permettant l'expression du pus. »

Il existe encore une gomme du triceps brachial droit, et cinq gommes, en activité, disséminées en différents points.

*Marche de la maladie.* — Le début des accidents remonte à mai 1910 ; on n'a aucun renseignement sur leur origine. L'état général est bon.

1ᵉʳ août. — Lors du premier examen, il y a douze foyers en activité ; le traitement iodo-ioduré, local et général, est institué et les lésions régressent, les gommes sont cicatrisées, et les gros abcès diminuent.

21 août. — Le malade quitte l'hôpital ; il se soignera régulièrement jusqu'au 18 septembre. Dès que le traitement est suspendu, le malade voit les abcès augmenter, de nouveaux foyers apparaître, et il doit revenir à l'hôpital.

La quantité d'iodure est alors portée progressivement à

6 grammes par jour, auxquels on associe 4 cuillerées à soupe de sirop iodo-tannique.

De plus, on fait le traitement local iodo-ioduré, et l'on tente comparativement le traitement arsenical, dont Gougerot a précédemment remarqué l'action favorable.

Les grandes quantités de pus, fournies par les ponctions des gros abcès froids, ont permis de refaire et de compléter les recherches diagnostiques déjà poursuivies : recherche du parasite dans le pus, cultures, auto-culture ; on fit de plus le séro-diagnostic de Widal et Abrami, qui fut positif, la sub-cuti-réaction, enfin, l'intra-dermo-réaction avec le pus tiré.

### Observation XXV

*Bulletins et Mémoires de la Société médicale des Hôpitaux de Paris*, 1 figure, n° 26 ; 27 octobre 1910, pp. 227-229. — Un cas de sporotrichose gommeuse avec localisations synoviale et articulaire, Balzer et Burnier.

Marie B..., vingt-deux ans, vient à l'hôpital Saint-Louis le 3 mai 1910, pour des lésions gommeuses du membre supérieur gauche.

C'est une femme chétive ; elle n'a cependant jamais été véritablement malade, mais est sujette aux rhumes l'hiver. On ne trouve aucun signe net de tuberculose.

Pas de stigmate de syphilis antérieure.

Depuis plusieurs mois, elle a des grosseurs au bras, à l'avant-bras, à la main gauches.

On constate : Sur le bras gauche deux gommes non ulcérées, grosses comme une noix, mobiles sous la peau violacée, légèrement douloureuses. Songeant à la sporotrichose, on ponctionne une des gommes du bras, puis on ensemence un liquide blanc jaunâtre, crémeux, sur plusieurs tubes de gélose maltosée (3 mai). Quinze jours après, aucune culture n'avait poussé. On crut à un diagnostic

faux et la malade fut confiée au chirurgien qui pratiqua
l'ablation. La guérison se fit par première intention.

Le diagnostic de tuberculose, qui avait été fait secondairement, était rendu plus plausible encore par les manifestations suivantes :

« Tout d'abord, au niveau du poignet gauche, une tuméfaction arrondie, siégeant à la face palmaire de la partie
inférieure de l'avant-bras, et remontant à trois travers de
doigt environ au-dessus du pli du poignet. La peau était
d'apparence normale ; on y remarquait cependant quelques
taches pigmentées, reliquat de pointes de feu antérieures.
La consistance de cette masse était demi-molle par places,
plus dure en d'autres endroits, et la fluctuation facile à
déceler. Son aspect rappelait absolument celui d'une tumeur
blanche du poignet, et il est évident que ce diagnostic avait
été fait par le médecin de la malade, ainsi qu'en témoignent
les pointes de feu. Cette tumeur existait depuis quatre
mois.

« A la face palmaire de la main gauche, on remarquait
une tuméfaction allongée, parallèle au tendon fléchisseur
du quatrième doigt. A ce niveau, la peau était rouge,
empâtée, sensible à la pression. Une lésion de la gaine du
tendon fléchisseur était manifeste. Cette tuméfaction partait du pli palmaire, et s'arrêtait à la limite inférieure du
quatrième doigt. Il était impossible d'obtenir la double
fluctuation et de renvoyer le liquide de la gaine antibrachiale dans la gaine palmaire.

« Le cinquième doigt de la main gauche offrait également
un aspect typique.

« Il était évasé à sa base, piriforme, à base dirigée vers
la main ; la peau était rouge, chaude et présentait sur la
face interne deux orifices, par où suintait un pus grumeleux.

« La consistance du doigt était molle ; la pression était
douloureuse et faisait sourdre du pus par les deux orifices
mentionnés,

« Cette lésion qui durait depuis deux mois, ressemblait absolument à une spina-ventosa. La radiographie, par contre, ne montra aucune lésion du squelette du cinquième doigt.

« Enfin, la malade se plaignait également du genou gauche. A l'examen, le genou était manifestement augmenté de volume. Le cul-de-sac sous-tricipital était distendu, et la fluctuation était nette. »

Ces gommes de l'avant-bras et du bras, synovites du poignet et de la main, pseudo-spina-ventosa, hydarthrose du genou pouvaient donc pousser au diagnostic de tuberculose.

Or, le 21 mai, en examinant les tubes de cultures, on constate la présence d'un champignon qui est identifié avec le *sporotrichum Beurmanni*.

On ensemence à nouveau avec le pus de la synovite et de la fausse spina-ventosa : mêmes résultats.

Un traitement ioduré intensif est alors institué, et au bout de quinze jours, le cinquième doigt est diminué de volume, les fistules sont fermées, la synovite de la gaine du quatrième doigt est en régression, la synovite du poignet est diminuée de moitié.

Le genou gauche restait stationnaire ; par la ponction, on retira un liquide clair, jaune citrin qui, ensemencé, puis inoculé, ne donna absolument rien. L'iodure, administré depuis quinze jours, avait peut-être influé sur les résultats négatifs obtenus.

OBSERVATION XXVI

*Bulletin de la Société française de Dermatologie et de Syphiligraphie*, nº 9, 4 décembre 1910. — Bonnet (de Lyon) : Sporotrichose à manifestations multiples; gommes cutanées, gomme musculaire, arthropathie du genou simulant une arthropathie syphilitique, pp. 347-350. Cinquième cas de sporotrichose observé par M. Bonnet.

Gilbert J..., cultivateur, qurante-neuf ans, entre à l'Hôtel-

Dieu, dans le service de M. Tixier, chirurgien des hôpitaux, pour des lésions multiples, et en particulier, pour du gonflement du genou droit, passe dans le service de M. Bonnet, à l'Antiquaille, le 26 février 1910.

On note dans ses antécédents héréditaires : mère morte à soixante-deux ans, cardiaque.

Pas de maladie de l'enfance; pas de maladie vénérienne.

Marié à vingt-sept ans; sa femme est bien portante; a eu 9 enfants dont 4 sont bien portants; 2 jumeaux morts à dix-huit mois, de diarrhée; 1 fille morte à douze ans, albuminurique; 2 enfants morts à dix mois.

Il n'a jamais eu de rhumatisme articulaire ; ce n'est pas un tousseur; il n'a jamais eu d'hémoptysie, pas de traces d'adénite suppurée.

Léger éthylisme.

Ptosis qui serait congénital.

L'affection remonte à novembre 1909. Après une phase d'un mois pendant laquelle, il eut de l'anorexie, une lassitude facile, des malaises, des vomissements aqueux, très acides, il eut pendant deux ou trois jours des douleurs des deux épaules, avec frissons, courbature. Il aurait alors beaucoup maigri.

Au début de décembre, apparut une légère tuméfaction, mobile et indolente sur le *dos de la main gauche ;* la tuméfaction grossit, devint douloureuse et fut incisée par le médecin du village; l'incision donna un écoulement de pus peu abondant; la douleur diminua et l'œdème disparut.

Une collection se formait alors *sous la peau de la région antéro-externe de la jambe gauche,* et s'ouvrait spontanément au bout de trois semaines. Peu après, le *mollet droit* devenait douloureux, rouge, tendu et le *genou droit* présentait un gonflement qui persiste, très accusé.

Dans les premiers jours de février, le malade aurait remarqué un gonflement indolore à la partie inférieure du cubitus gauche.

Le médecin a songé à la syphilis, et prescrit de faibles doses d'iodure.

Depuis quelques jours le malade prend 4 grammes d'iodure.

*État actuel.* — Malade d'aspect robuste. Développement psychique assez faible ; mémoire faible ; réponses peu précises.

Sur la *face dorsale de la main gauche*, gonflement très net ; peau rouge ; au sommet de la tuméfaction, ulcération en grain d'avoine recouverte d'une croûte ; on peut faire sortir une goutte de pus.

La lésion de la *face externe de la jambe gauche* est cicatrisée.

Au sein des *masses musculaires du mollet droit*, se trouve une masse dure, mal limitée, soulevant la peau qui est violacée, œdématiée, affectant le volume d'un œuf de poule ; la ponction ramène un pus bien lié, jaune café au lait.

« Le genou droit est augmenté de volume. Il est globuleux. La région rotulienne, le méplat péri-rotulien et la zone du cul-de-sac sous-tricipital sont le siège d'un gonflement très apparent ; la main y rencontre une sensation de résistance sans véritable fluctuation. Pas de choc rotulien. Le creux poplité est aussi légèrement soulevé. Le squelette paraît participer au gonflement : le compas d'épaisseur indique un diamètre transversal du plateau tibial supérieur de 1 centimètre à celui du côté sain. Il n'y a ni rougeur, ni chaleur ; la douleur est médiocre, bien que la marche soit assez gênée.

« Le quart inférieur de l'avant-bras gauche est augmenté de volume, surtout dans le sens transversal. La palpation montre une tuméfaction du cubitus ; on a l'impression d'un épaississement de 1 centimètre, occupant environ trois travers de doigt de long ; cette saillie ostéo-périostique est un peu douloureuse à la pression. Le mouvement de supination est très légèrement diminué. »

La *radiographie* a montré « un épaississement périostique

du cubitus et du plateau tibial, dans les points où ces os avaient paru tuméfiés à la palpation ».

Masse du volume d'une grosse noix dans l'aisselle gauche. Pas d'autres masses ganglionnaires.

Rien au cœur, ni aux poumons, ni dans les urines, ni au système nerveux, ni aux muqueuses.

La ponction de la gomme du mollet a donné du pus qui, ensemencé, a produit des colonies typiques de *sporotrichum Beurmanni*.

Guérison après un mois de traitement ioduré (4 grammes).

OBSERVATION XXVII

A. Curcio : Sporotrichose septicémique à forme anémiante avec marche fébrile *(Il Policlinico,* 1911, fasc. 13, p. 401). Communication faite à la Société *Lancisiana degli Ospedali di Roma,* le 4 mars 1911.

L'auteur rapporte le cas d'un malade qui, depuis onze mois, présentait une forme d'inflammation subchronique caractérisée par des localisations à type gommeux, isolées et confluentes dans divers tissus : dermo-épidermiques, sous-cutanées, musculaires, « ostéo-périostées, ostéo-articulaires. »

Les localisations épidermiques étaient morphologiquement de forme pityriasique.

Les gommes sous-cutanées commençaient d'une manière subdolente; peu à peu, elles prenaient le volume d'un pois, d'une aveline, dures, indolentes, à limites indistinctes, à surface irrégulière, peu adhérentes aux tissus environnants, pas du tout à la peau, qui restait longtemps normale. On pouvait observer ou une *restitutio ad integrum* partielle, car il restait une infiltration périphérique qui constituait un *locus minoris resistentiæ* par les localisations successives possibles du processus, ou plus souvent une lésion cupuliforme avec adhérence à la peau et ulcérations. Il en sortait un pus dense, gris jaunâtre, qui, laissé dans une éprouvette, se maintenait longtemps homogène. Il s'établissait un trajet fistuleux qui guérissait lentement, avec cicatrice lisse un peu infiltrée à la périphérie, adhérente au centre, violacée.

Parfois, ces gommes confluaient, formant de vastes abcès. *Les nombreuses localisations osseuses et ostéo-articulaires se formaient, par nécrose ou par des formes de carie indolente, et ne saignaient pas, lorsqu'on les explorait au stylet; les trajets fistuleux étaient revêtus de granulations de mauvais aspect.*

Le malade, pendant tout le cours de la maladie, avait eu de la fièvre vespérale, oscillant autour de 38 degrés et commençant par des frissons. Il ne présentait pas d'altérations appréciables des organes thoraco-abdominaux.

Pléïades ganglionnaires aux aines ; ce sont des ganglions arrondis, indolents, mobiles entre eux et sur les tissus voisins.

Le malade était très anémié ; on comptait 1.400.000 hématies, 8.000 leucocytes, avec une proportion de 4 pour 100 d'éosinophiles.

Rien dans les urines.

Le pus des abcès était constitué de polynucléaires bien conservés, dont quelques-uns englobaient des spores « à spola » entourés de substance hyaline, et les extrémités colorables avec les couleurs communes d'aniline.

Les cultures faites avec le sang et le pus, sur milieu de Sabouraud permettaient de voir, le septième ou huitième jour, les formes caractéristiques, discoïdes et brunâtres, du *Sporotrichum Beurmanni*.

Sporo-agglutination positive à 1/400.

L'inoculation aux cobayes fit exclure l'association possible avec la tuberculose. Le traitement iodé donna une très notable amélioration dans les premiers temps (disparition de la fièvre ; aucune localisation ultérieure ; amélioration de l'état général), tandis qu'il se montra inactif par la suite, et le malade déjà cachectique suit maintenant une pente funeste.

*Discussion : O. Sgambatti* insiste sur l'importance du cas qui serait le premier en Italie. (Traduction littérale du Dr Chauvet.)

OBSERVATION XXVIII

*Bulletin et Mémoires de la Société de Radiologie médicale de Paris.* — Deux cas de spina-ventosa sporotricho-sique avec radiographie (travail du laboratoire du Dr Jeanselme), n° 25, mai 1911, pp. 174-178. P. Darbois et P. Chevalier. Ce malade a été présenté à la Société médicale des Hôpitaux de Paris, le 17 juin 1910 et son observation a été précédemment résumée.

Chez ce malade, revu en janvier 1911, la sporotrichose s'est réveillée, et a envahi le système osseux : le genou gauche présente un début de tumeur blanche, le tibia une gomme périostique, et les mains étaient atteintes de lésions que des photographies et radiographies représentent très bien.

« La main droite est œdématiée : le gonflement est particulièrement notable sur le trajet du 1er métacarpien, et la palpation de cet os révèle une augmentation en épaisseur de la diaphyse.

« L'index droit est tuméfié au niveau de la première phalange : à cette hauteur, la peau est tendue et rouge. L'ensemble du doigt est fusiforme : c'est la déformation en rave.

« L'annulaire porte au niveau de la deuxième phalange, sur la face dorsale et interne, une gomme violacée de la grosseur d'une noix, au centre de laquelle une ulcération lenticulaire laisse voir un pus épais et visqueux, qui s'écoule difficilement.

« Le cinquième doigt présente sur la face dorsale et externe de sa première phalange, une gomme grosse comme une petite noix, très étalée, fluctuante, adhérente à la peau qui est rouge et violacée.

« Toute la main était alors le siège de douleurs spontanées, picotements et élancements, accusés surtout la nuit. Les doigts raides, tendus, tuméfiés, en forme de rave, ne pouvaient faire que des mouvements très limités.

« La radiographie a montré, qu'à ces modifications objectives, correspondaient des altérations très importantes du squelette.

« A la main droite, la diaphyse du 1er métacarpien est engainée dans un manchon de tissu osseux de néoformation, qui augmente son diamètre transversal d'environ un tiers. Les deux extrémités articulaires sont normales.

« La première phalange de l'index est peu atteinte : on note seulement l'aspect dépoli, estompé, du bord interne de la phalange, attribuable à un début de périostite.

« Au contraire les lésions osseuses de l'annulaire et du petit doigt sont très accusées.

« La phalangine de l'annulaire est atteinte d'abcès intraosseux fusant vers la peau. La moitié inférieure de cet os est nettement décalcifiée ; les travées osseuses n'ont ni leur opacité, ni leur direction normale ; elles présentent un aspect irrégulièrement réticulé et circonscrivent des espaces lacunaires, d'une transparence anormale aux rayons X. Le bord interne est déchiqueté, et trois petits séquestres osseux détachés de ce bord, se voient à un demi-centimètre dans les parties molles, en voie d'élimination vers la peau.

« La première phalange du cinquième doigt présente des lésions osseuses et périostiques. Dans la diaphyse, le tissu osseux est raréfié, sa densité est inégale, ses travées limitent des espaces clairs irrégulièrement arrondis, dont le plus grand a les dimensions d'un noyau de cerise. Les bords de la diaphyse au lieu d'être nets, sont flous, et en certains points, entamés par des anfractuosités profondes qui se réunissent aux espaces lacunaires de la diaphyse.

La deuxième phalange du cinquième doigt est décalcifiée, anormalement transparente aux rayons X.

« La main gauche a été atteinte un mois plus tard que la droite : aussi est-elle moins enflée et moins douloureuse. Au niveau de l'extrémité phalangienne du 2ᵉ métacarpien, on sent une grosseur de la taille d'une noix, étalée, périosseuse. Au même doigt mais plus bas, au niveau de la face dorsale de la première phalange, les téguments sont rouges, tendus, œdématiés. L'index est gros, boudiné, douloureux, et ne peut se fléchir.

« La radiographie de la main gauche montre, au niveau de l'extrémité inférieure du 2ᵉ métacarpien, de la périostite plastique hypertrophiante. La première phalange de l'index, sur toute sa hauteur est atteinte d'ostéite nécrosante avec périostite. Elle présente une surface irrégulièrement réticulée et ses bords sont flous et érodés par places. »

*IIᵉ Observation.* — « Homme dans la force de l'âge.

« Il présente sur le dos de la main droite une tuméfaction, grosse comme une orange coupée en deux, rouge, œdémateuse, percée d'orifices par lesquels s'écoulait mal un pus visqueux, adhérent à un fond bourbillonneux : et de plus, il portait quelques gommes hypodermiques sur le bras et le tronc ; le pus de ces gommes donne une culture pure de *sporotrichum Beurmanni*.

« La radiographie de la main droite montre que le 2ᵉ métacarpien présente une dilatation fusiforme dans ses deux tiers inférieurs. La diaphyse est sensiblement élargie et les bords de l'os sont estompés et flous. »

Observation XXIX (personnelle, inédite).

Ch. Lesieur et Marchand : Ostéopériostite sporotrichosique
primitive du tibia droit. — Erysipèle de la face. —
Pneumonie avec quelques symptômes méningés. Mort.
— (Observation prise au service des Erysipèles, à l'hôpital de la Croix-Rousse ; communiquée avec photo -
graphies, pièces et radiographie à la Société médicale
des Hôpitaux de Lyon, le 13 juin 1911.)

B... Pierre, quatre-vingt ans, sans profession, est entré
dans le service le 1er avril, pour un érysipèle de la face.

Rien à noter dans ses antécédents. Pas de syphilis ; pas
de bacillose. Quatre enfants en bonne santé.

On note un séjour à l'Hôtel-Dieu de Lyon, pendant
vingt-deux jours, il y a trois ans, salle Sainte-Anne. Il
eut à cette époque, à la tempe gauche, une lésion qui
débuta, sans vives douleurs, par un petit bouton, situé à
deux travers de doigt de l'angle externe de l'œil gauche ;
cette lésion grandit, devint très rouge, eut les dimensions
d'une pièce de 1 franc. On l'incisa ; la cicatrisation fut
assez rapide, ne nécessitant que deux pansements. On voit
nettement cette cicatrice, dont la peau légèrement violacée
est rétractée.

Un peu antérieurement à cet abcès, était apparue du côté
opposé, à l'angle externe de l'œil droit, une lésion rouge,
violacée, ayant les dimensions d'une pièce de 50 centimes,
et recouverte d'une croûte jaunâtre. Cette lésion se voit
encore, quoique très peu marquée.

A l'entrée, ce malade présentait un érysipèle de la face
dont l'aspect, les symptômes et l'évolution furent tout à
fait classiques.

Rien au cœur, ni aux poumons.

Urines sans sucre, sans albumine.

« Dès l'entrée, l'attention avait été attirée vers une lésion siégeant à l'union du tiers moyen et du tiers inférieur de la jambe droite, à la partie antérieure, au niveau de la crête tibiale. Cette lésion aurait débuté, il y a environ quatre mois, c'est-à-dire fin janvier, par un petit bouton ; celui-ci, gratté par le malade, s'étendit progressivement et forma un placard rouge violacé qui, bientôt, s'ouvrit par trois petits orifices fistuleux, donnant issue à un pus jaunâtre, mal lié, grumeleux. En même temps, le malade souffrait de son membre inférieur droit, et la marche devenait un peu pénible.

« Actuellement, cette lésion a des dimensions supérieures à celles d'une pièce de 5 francs ; elle est ovalaire, à grand axe longitudinal, rouge violacé et entourée d'une zone inflammatoire nette et d'un œdème mou, qui descend jusqu'à la cheville. Un des orifices par lesquels s'écoulait le pus est maintenant cicatrisé, et il ne reste plus qu'un trajet fistuleux par lequel la pression fait sourdre du pus grumeleux et légèrement teinté de sang ; cet orifice est entouré d'une petite ulcération, à bords irréguliers et déchiquetés.

« La palpation permet de sentir un léger empâtement de la région ; de plus, on sent nettement sur le tibia un gonflement de l'os, qui est bosselé et irrégulier. Cette palpation n'est pas douloureuse du tout.

« L'exploration au stylet, par l'orifice fistuleux, permet d'arriver directement sur l'os, que l'on sent très irrégulier, bosselé, dans lequel il semble que l'on pénètre.

« Enfin, la jambe, à ce niveau, est légèrement plus grosse que du côté opposé. On obtient, en effet, comme dimension de la circonférence, 23 centimètres du côté sain et 25 du côté lésé. »

Un ganglion inguinal du côté droit, de la grosseur d'une noisette ; il est unique et roule sous le doigt.

L'examen du pus, après frottis, est négatif.

Devant la persistance de l'écoulement du pus et de l'inflammation, devant l'inutilité des applications locales, on songea alors à faire passer ce malade dans un service de chirurgie. Cependant, l'absence d'antécédents tuberculeux et syphilitiques, l'aspect de la lésion, firent songer à une manifestation sporotrichosique, et l'on décida de prescrire l'iodure de potassium et de faire des recherches avant de décider l'intervention.

19 mai. — On prescrit 2 grammes d'iodure de potassium par jour. On ensemence du pus sur trois tubes de carotte glycérinées.

23 mai. — Le traitement ioduré, malgré sa faible dose et sa prescription récente (quatre jours), a amené une amélioration incontestable. La plaie est moins enflammée ; la rougeur violacée a diminué ; la petite ulcération s'est sensiblement cicatrisée et est recouverte d'une croûtelle.

30 mai. — Les cultures sur carotte ont poussé. Autour de chaque élément de pus, s'est développée une sorte de moisissure de teinte gris brunâtre, entourée d'un liséré blanc gris : les trois tubes ont le même aspect. L'examen microscopique montre qu'il s'agit bien du *sporotrichum Beurmanni* type.

On a envoyé le malade à la radiographie. Celle-ci montre au niveau de la plaie une lésion du tibia, ovalaire, à grand axe parallèle à celui de l'os, ayant environ 2 centimètres de haut et 1 centimètre de large, et caractérisée, sur la plaque, par une tache sombre ; tout à côté de celle-ci, sur la face externe du tibia, une autre tache plus claire, mais plus vaste et plus élevée va jusqu'au périoste, renflé à ce niveau, et à quelques centimètres au-dessus et au-dessous.

31 mai. — Les cultures ont été repiquées ; deux nouveaux tubes de carotte ont été ensemencés, ainsi qu'un tube de gélose glucosée.

On a inoculé, avec les premières cultures, deux souris et un cobaye.

Du mucus bucco-pharyngien est ensemencé sur carotte glycérinée et sur gélose.

L'amélioration continue sous l'effet du traitement ; on

ensemence deux tubes avec des croûtelles et produits de
râclage de la lésion temporo-malaire droite.

6 juin. — Les secondes cultures ont poussé aussi typiques
que les premières ; l'ensemencement sur gélose est aussi
positif.

Les cultures viennent du bucco-pharynx, mais il s'agit uniquement de muguet.

Les ensemencements de croûtes de la lésion de la région
temporo-malaire sont négatifs.

« L'ulcération de la jambe va tout à fait bien ; l'orifice
fistuleux est cicatrisé et recouvert d'une petite croûte. Il ne
s'écoule pas de pus ; il n'y a plus d'inflammation autour de
la lésion. L'état général est excellent. »

Sporo-agglutination positive à 1 p. 450.

8 juin. — Le malade qui allait assez bien pour demander
à quitter l'hôpital, a été pris brusquement d'une dyspnée
très vive, de pâleur, de frissons. La température est de 39°4.
R. = 56. Cyanose des extrémités. Expectoration assez abondante.

Submatité du sommet droit ; râles crépitants dans l'aisselle droite ; respiration soufflante sous la clavicule gauche.
Le malade, très affaibli, ne peut être examiné que superfi-
ciellement.

Un peu de raideur de la nuque ; signes de Lasègue et de
Kœrnig positifs.

9 juin. — Dyspnée intense, pouls filant. Mort dans la
nuit.

L'inoculation aux cobaye et souris est restée négative ; il
s'était formé aux points d'inoculation de petits nodules qui,
lentement, se résorbent.

*Autopsie.*— *Pneumonie droite de la base droite :* Engouement du lobe moyen droit. Engouement de la base gauche ;
liquide pleurétique à gauche.

Athérome aortique.

Kyste du rein droit.

OEdème sous dure-mérien.

*Ostéo-myélite du tibia.*

La jambe est incisée suivant la crête tibiale, en respectant la lésion cutanée décrite dans l'observation, de façon à en faire l'ablation complète.

« En incisant les muscles sur la face externe de l'os, on crève une petite poche purulente : il s'écoule une quantité de pus, que l'on peut estimer comparable au contenu d'un verre à liqueur ; ce pus est jaune grisâtre, bien lié, un peu grumeleux.

« On sectionne le tibia, à 3 centimètres environ au-dessus et au-dessous de la lésion.

« L'os raclé et bien nettoyé, on constate : sur sa face externe, une perte de substance ayant les dimensions d'un gros pois, nettement arrondie et lisse sur son pourtour. Elle est en communication avec une cavité osseuse, pleine d'un pus jaune grisâtre, bien lié ; il n'y a pas de séquestre. En raclant la face interne de l'os, on peut constater son irrégularité, ses bosselures, et aussi, en raclant le périoste, sa friabilité extrême ; celle-ci est telle que l'on pénètre involontairement dans la cavité osseuse. Il y a donc, en somme, deux points sur lesquels la perte de substance osseuse est importante et une cavité médulaire remarquable. »

OBSERVATION XXX

*Bulletins et Mémoires de la Société de Radiologie médicale de Paris*, n° 26, juin 1911, pp. 192-194. — J. Belot et M. Pautrier : Note sur une volumineuse gomme sporotrichosique intra-osseuse du tibia, avec radiographie.

L'affection a débuté chez ce malade, il y a trois ans, sous forme de très nombreuses gommes sous-cutanées ; depuis, lle a évolué avec des alternatives d'aggravation et de rémission.

A l'examen, le malade présente des lésions variées et

complexes, d'aspect syphiloïde et tuberculoïde qui orientent le diagnostic vers la sporotrichose ; les recherches de laboratoire en donnent une preuve.

En même temps que ces manifestations, le malade présentait, au niveau de la jambe droite, des lésions particulièrement intéressantes.

« On observait, à la face antérieure du tiers inférieur du mollet droit, une lésion assez régulièrement arrondie, ayant les dimensions d'une pièce de 5 francs, de couleur rouge violacé, saillante, à surface légèrement végétante, très infiltrée, dure et sèche au toucher, simulant assez grossièrement un placard de lupus scléreux papillomateux. Mais, en son centre, se trouvait un petit pertuis et, par la pression, ce pertuis donnait issue à une certaine quantité de pus mal lié ; cette quantité devenait beaucoup plus abondante si la pression s'exerçait profondément jusque sur la face postérieure du mollet. Ajoutons qu'au palper, on constatait l'existence d'une hyperostose tibiale très considérable, sous-jacente à la lésion cutanée et paraissant adhérer à celle-ci dans sa partie centrale.

« En voulant prélever du pus, pour la culture, dans le pertuis médian, nous eûmes la surprise de voir que le stylet s'enfonçait perpendiculairement en profondeur d'environ 4 centimètres, pénétrant donc en plein dans l'épaisseur du tibia et grinçant légèrement du reste au passage contre des aspérités osseuses. Il existait donc une gomme tibiale considérable et, de fait, l'épreuve radiographique à laquelle nous procédâmes montre des lésions osseuses importantes.

« Le tibia, au lieu de présenter une forme régulière à bords rectilignes, est fluxueux dans sa partie inférieure et élargi dans son tiers inférieur. Les bords sont irréguliers, sinueux ; sur eux se voient des proliférations moins opaques qui correspondent à des lésions de périostite. Le corps de l'os lui-même est atteint ; la zone claire de la figure est l'image fidèle d'une très grosse perte de substance osseuse, de raréfaction osseuse, sans gros séquestre apparent. Cette lésion intéresse, au niveau où elle se trouve, tout le corps de l'os ; il persiste cependant quelques trabécules osseux plus ou moins confluents. Ils donnent sur l'épreuve cette grossière structure osseuse, à grandes mailles irrégulières, visible sur toute la zone claire.

« Assez arrondie dans son ensemble, cette lésion osseuse envoie deux prolongements vers le haut et un vers le bas. Il s'agit là d'une gomme osseuse, très étendue et très infiltrante, avec réaction périostique. L'aspect rappelle, d'assez près, celui d'une gomme spécifique : la culture seule a permis de faire un diagnostic différentiel. Nous avons pu, en effet, obtenir des cultures avec le pus directement prélevé en profondeur, dans l'épaisseur même de la gomme tibiale.

« Sur le mollet gauche du malade, un peu au dessus de la malléole externe, on trouve une lésion à peu près semblable, ayant les mêmes dimensions, le même aspect, un pertuis central donnant également issue à du pus mal lié, légèrement adhérente au plan osseux sous-jacent, qui montre simplement une légère hyperostose. »

« Ajoutons également, pour compléter cette description rapide des lésions osseuses, qu'une des gommes du visage, siégeant au niveau de la racine du nez, du côté droit, était adhérente aux os propres du nez, et qu'un stylet enfoncé dans son orifice central pénétrait profondément, jusque sur le plancher de la fosse nasale ; l'os était donc partiellement détruit.

« Ajoutons que le traitement ioduré a montré chez notre sujet son action habituelle ; mais elle est assez différente, en ce qui concerne les lésions gommeuses ou verruqueuses cutanées et les lésions osseuses. Alors que les premières paraissent à peu près complètement disparues après un mois de traitement ioduré intensif, ces lésions osseuses sont beaucoup plus résistantes : la suppuration de la gomme tibiale a considérablement diminué, mais elle n'a pas entièrement cessé. »

## Observation XXXI

Gross et Heully, Communication à la Société de Médecine
de Nancy, sur un cas de sporotrichose, in *La Province
Médicale*, pp. 276 et 277, n° 26, 1ᵉʳ juillet 1911.


X... ouvrier, soixante-dix ans.

Il s'agit d'un cas de sporotrichose avec forme généralisée,
gommeuse, disséminée avec une « hydarthrose de même
nature ».

Les lésions multiples sous-cutanées ne présentent aucune
particularité.

*Hydarthrose.* — « L'épanchement était peu considérable,
et n'avait pas retenu notre attention. Le traitement ioduré,
ayant été institué dès le premier soupçon de mycose,
l'épanchement avait disparu lorsque la présence de l'agent
de la sporotrichose nous fut confirmée.... L'hydarthrose
constatée chez notre malade reconnaît-elle une étiologie
sporotrichosique ? Nous pouvons le penser, non l'affirmer.
Il aurait fallu, pour trancher la question, déceler le sporotrichum dans le liquide articulaire comme il avait été décelé
dans les gommes hypodermiques.

« Nous n'avons pour étayer ce diagnostic que le siège
de l'épanchement au membre inférieur gauche, le plus
atteint et le premier atteint, que la date d'apparition
postérieure à l'invasion du sporotrichum et l'évolution qui
aboutit à la guérison de l'arthrite par le traitement ioduré. »

# CONCLUSIONS

I. — Le *sporotrichum Beurmanni* atteint, assez fréquemment, le squelette (os ou articulations), et peut même s'y localiser presque exclusivement. Cela est démontré par la pathologie humaine, la pathologie animale et l'expérimentation.

II. — La fréquence relative des lésions ostéo-articulaires dans la sporotrichose humaine est indéniable, puisque nous avons pu en réunir trente observations, chiffre élevé si l'on pense que la sporotrichose n'est véritablement connue que depuis 1906.

III. — L'étude de ces observations montre que :
1° Dans la majorité des cas, ces localisations osseuses, articulaires ou synoviales, coexistent avec d'autres manifestations sporotrichosiques, et notamment avec des gommes cutanées. Cependant, il existe quelques observations de sporotrichose purement osseuse. Il est possible que, dans quelques-unes de ces dernières, il y ait eu une lésion cutanée primitive, disparue au moment de l'examen ; mais, rien n'empêche d'admettre que le sporotrichum puisse se cantonner uniquement sur un

Os, l'infection sanguine s'étant faite, par exemple, par les voies digestives.

2° Les lésions osseuses sporotrichosiques peuvent être ramenées à trois formes, qui sont, par ordre de fréquence décroissante :

α. Périostites.

β. Gommes et abcès intra-osseux localisés.

γ. Ostéomyélites.

Cette dernière peut donner lieu à des fractures spontanées.

Ces trois formes peuvent d'ailleurs être associées. La périostite existe assez souvent à l'état isolé, mais il y a toujours un certain degré de périostite, au voisinage des lésions gommeuses ou ostéomyélitiques.

3° Les os les plus souvent atteints sont, en première ligne le tibia, et particulièrement sa partie inférieure ; ensuite, les os de l'avant-bras, et principalement dans leur partie inférieure ; en troisième lieu, l'apophyse orbitaire externe du frontal, et enfin les os courts de la main (spina-ventosa).

4° L'évolution est subaiguë ou chronique. Il n'y a généralement pas de douleurs très vives, pas de fièvre notable, pas de retentissement ganglionnaire, et l'état général reste le plus souvent bon. Chacun de ces caractères a d'ailleurs manqué, dans quelques cas assez rares : il importe notamment d'insister sur quelques faits de sporotrichose osseuse cachectisante.

5° Le diagnostic est à faire surtout avec la tuberculose et la syphilis. Dans bien des cas, la ressemblance avec la syphilis est frappante. Parfois, notamment, en l'absence de lésions cutanées concomitantes, il sera

impossible de faire le diagnostic par les seuls symptômes cliniques.

Heureusement, ce diagnostic est rendu facile aujour-
d'hui, par les recherches de laboratoire auxquelles
devront être soumises toutes les lésions osseuses sus-
pectes.

6° Le traitement ioduré donne de bons résultats.
Il sera parfois utile de l'aider par l'incision d'abcès, et
exceptionnellement, de curetter des trajets fistuleux.

7° La sporotrichose articulaire présente deux formes
principales : une forme ostéo-articulaire simulant la
tumeur blanche tuberculeuse et une forme synoviale.
Cette dernière, qui a une grande prédilection pour le
genou, se traduit par une hydarthrose d'apparence
banale, ou bien présente quelques particularités pouvant faire penser à de la syphilis.

8° La synovite sporotrichosique a été observée au
poignet, à la main et au pied. Elle simulait la synovite
fongueuse tuberculeuse.


IV. — Les lésions (spontanées ou expérimentales)
osseuses, dans la sporotrichose chez l'animal, sont tout
à fait comparables à celles que nous venons de décrire
chez l'homme. Elles ont été observées chez le rat, le
chien et le chat. Dans la sporotrichose expérimentale
du rat, les lésions osseuses sont à peu près constantes.
Parfois, les lésions ayant guéri au point d'inoculation,
les localisations osseuses continuent seules à évoluer,
rappelant les sporotrichoses, en apparence primitives,
que nous avons signalées chez l'homme. Comme chez
ce dernier, l'extrémité distale des membres est un lieu

d'élection. Par contre. tandis qu'il n'existe pas d'observation humaine de lésion vertébrale, les lésions prédominent chez le rat, au niveau des vertèbres de la
queue.

# BIBLIOGRAPHIE

Balzer et Burnier, Un cas de sporotrichose gommeuse avec
localisation synoviale et articulaire (1 figure) *(Bull. et
Mém. de la Soc. médic. des Hôp. de Paris*, n° 26,
21 octobre 1911, pp. 227-230).

Balzer et Galup, Trois nouveaux cas de sporotrichose en gommes disséminées (discussion : M. de Beurmann)
*(Bull. de la Soc. franç. de Dermat. et de Syphiligra-
phie*, n° 4, 27 avril 1908, pp. 145-151).

Belot et Pautrier, Volumineuse gomme intra-osseuse du
tibia, d'origine sporotrichosique, avec radiographie
(communication) *(Bull. et Mém. de la Société de
Radiologie médicale de Paris*, n° 26, juin 1911, pp. 192-
194).

De Beurmann et Gougerot, les Sporotrichoses hypodermiques
*(Annales de Dermat. et de Syphiligraphie*, t. VII, 1906,
octobre, novembre et décembre, pp. 837, 915, 993).

De Beurmann et Gougerot, Sporotrichoses tuberculoïdes *(Annales de Dermat. et de Syphiligraphie*, t. VIII, août,
septembre, octobre et novembre, pp. 497, 603, 655).

De Beurmann, Gougerot et Vaucher, Note sur les sporotrichoses
généralisées expérimentales (présentation de pièces).
Premier exemple de sporotrichoses expérimentales
nodulaires généralisées *(Bull. et Mém. de la Soc.
médic. de Paris*, 1907; 11 octobre, n° 28 ; pp. 1000-
1008).

De Beurmann, Gougerot et Vaucher, Note sur l'histologie des

follicules sporotrichosiques expérimentaux *(Bull. et Mém. de la Soc. Médic. des Hôp. de Paris*, 1907, 11 octobre, n° 28, pp. 1009-1013).

De Beurmann, Gougerot et Vaucher, Gomme sporotrichosique du chat *(Bull. et Mém. de la Soc. médic. des Hôp. de Paris*, 1907, 25 octobre, n° 30, pp. 1071-1074).

De Beurmann et Gougerot, Etiologie et pathogénie de la sporotrichose *(Congrès de médecine de Paris*, octobre 1907).

De Beurmann, Gougerot et Vaucher, la Sporotrichose du rat *(Bull. et Mém. de la Soc. médic. des Hôp. de Paris*, 22 mai 1908, pp. 718-733).

De Beurmann, Gougerot et Vaucher, la Sporotrichose expérimentale du rat *(Bull. et Mém. de la Soc. médic. des Hôp. de Paris*, 5 juin 1908, pp. 800-837).

De Beurmann, Gougerot et Vaucher, Sporotrichose expérimentale généralisée du chien (présentation de pièces, une radiographie) *(Bull. et Mém. de la Soc. médic. des Hôp. de Paris*, 3 juillet 1908, pp. 9-23).

De Beurmann, Gougerot et Vaucher, Sporotrichose expérimentale du lapin. Caverne pulmonaire. Gomme rénale. Sporotrichome hypertrophique du cæcum. Sporotrichose verruqueuse cutanée *(Bull. et Mém. de la Soc. méd. des Hôp. de Paris*, 10 juillet 1908, pp. 61-75).

De Beurmann, Gougerot et Vaucher, Sporotrichose du chat *(Soc. de Biologie*, séance du 20 février 1909, n°s 8 et 9, pp. 338 et 370).

De Beurmann et H. Gougerot, Sporotrichose cachectisante mortelle. Sporotrichoses polymorphes avec gommes sous-cutanées et grands abcès disséminés, et avec localisations ostéo-articulaires, épididymaires et oculaires : conjonctive, hypopyon, staphylôme, perforation de la cornée, issue du corps vitré et perte de l'œil, panophtalmies sporotrichosiques (observation de MM. Maurice Lagoutte et Briau, chirurgien et médecin de l'Hôtel-Dieu du Creusot) *(Bull. et Mém. de la Soc. méd. des Hôp. de Paris*, 28 mai 1909, pp. 1046-1050).

De Beurmann, Gougerot et Verne, Ostéo-myélite gommeuse
   sporotrichosique primitive. Abcès intra-osseux du tibia
   (présentation de la malade et des radiographies) (Bull.
   et Mém. de la Soc. médic. des Hôp. de Paris, 4 juin
   1909, pp. 1123-1129).

De Beurmann et Gougerot (observation de MM. Maurice Lagoutte et Briau), Sporotrichose lymphangitique gommeuse ascendante du bras et gomme isolée de la cuisse
   (présentation de photographies et de cultures) (Bull.
   de la Soc. franc. de Dermat. et de Syphiligraphie,
   4 novembre 1909, n" 8, pp. 361-363).

De Beurmann et Gougerot (observation de MM. Rouslacroix et
   Wyse-Lauzun, de Marseille), Sporotrichose gommeuse
   disséminée ulcéreuse. Synovite sporotrichosique du
   poignet et sporotrichose mammaire (présentation de
   photographies et de cultures) (Bull. de la Soc. franç,
   de Dermat. et de Syphiliqraphie, 4 novembre 1909.
   n° 8, pp. 363-367).

De Beurmann et Gougerot (observation de M. Bruno-Bloch, de
   Bâle), Sporotrichose aiguë fébrile gommeuse disséminée. Ostéite de la clavicule et du sternum. Diazo-réaction d'Ehrlich positive, cuti-réaction sporotrichosique
   primitive (présentation des cultures et des photographies du malade) (Bull. de la Soc. franç. de Derm. et
   Syphiligraphie, 4 novembre 1909, n° 8, pp. 367-369).
   (observation résumée à la Soc. de Médecine de Bâle,
   le 6 mai 1909, publiée in extenso dans les Beihefte zur
   Medizinischen Klinik de Vienne, 1909 (Heft. 8-9).

De Beurmann, Gougerot, Bith et Heuyer, Forme nouvelle de
   sporotrichose. Sporotrichose à grands abcès froids
   multiples (présentation de malade) (5 fig. dont 2 photo.
   et 1 radio.). (Bull. et Mém. de la Soc. médic. des Hôp.
   de Paris, n° 26, 21 octobre 1910, pp. 214-227).

De Beurmann et Gougerot, les Nouvelles Mycoses, 1910.

De Beurmann et Gougerot, Traité de la sporotrichose, 1910.

Bonnet (L.-M.), Sporotrichose à localisation osseuse et musculaire *(Lyon chirurgical,* t. I, n° 6, pp. 683-687, 1ᵉʳ avril 1909; Communication faite à la Soc. de Chirurgie de Lyon, le 4 février 1909 (présent. du malade), t. I, n° 7, p. 827, 1ᵉʳ mai 1909; communication faite à la Soc. de Chirurgie de Lyon, le 11 mars 1909, (même cas); *(Lyon chirurgical,* t. II, n° 4, pp. 515 et 516, 1ᵉʳ sept. 1909; Communication faite à la Soc. de Chirurgie de Lyon, 8 juillet 1909 (même cas).

BONNET (L.-M.), Sporotrichose à manifestations multiples : gommes cutanées, gomme musculaire, arthropathie du genou simulant une arthropathie syphilitique *(Bull. de la Soc. franç. de Dermat. et de Syphiligraphie,* n° 9, 4 déc. 1910, pp. 347-350).

BONNET (L.-M.) et TIXIER (L.), Même cas que le précédent *(Lyon médical,* 23 octobre 1910, pp. 700 et 701, présenté à la Soc. médic. des Hôp. de Lyon, séance du 2 mars 1910).

BRISSAUD et RATHERY, Un cas de sporotrichose intra-musculaire *(Congrès de médecine de Paris,* oct. 1907, p. 315).

CARAVEN (M.), *Ostéites et ostéo-arthrites mycosiques* (thèse de Paris, 1910, 9 février).

CAROUGEAU, Premier cas africain de sporotrichose de de Beurmann. Transmission du mulet à l'homme *(Bull. et Mém. de la Soc. médic. des Hôp. de Paris,* 12 novembre 1909, pp. 507-510).

CURCIO (A.), Sporotrichose septicémique à forme anémiante avec marche fébrile *(il Policlinico,* 1911, fasc. 13, p. 401 ; communication faite à la Société « Lancisiana degli Ospedali di Roma » le 4 mars 1911).

DARBOIS (P.) et CHEVALIER (P.) (travail du laboratoire de M. le Dʳ Jeanselme), Deux cas de « spina-ventosa » sporotrichosique avec radiographies *(Bull. et Mém. de la de Radiologie médic. de Paris,* n° 25, mai 1911, pp. 174-178).

DRUELLE et CHADZYNSKI, *Bull. de la Soc. franç. de Dermat. et de Syphiligraphie,* n° 6, 4 juin 1908, pp. 213-217, Un cas de sporotrichose à types multiples, avec localisation périostée (discussion : M. de Beurmann).

Fage (A.), Service de M. le D<sup>r</sup> Brocq (Saint-Louis). Sur un cas de sporotrichose *(le Progrès médical*, 23 mars 1908, t. XXIII, n° 21, pp. 248-250).

Fage (A.), *(Bull. et Mém. de la Soc. méd. des Hôp. de Paris*, 5 juin 1908 (travail du service de M. le D<sup>r</sup> Brocq, à Saint-Louis), Gomme sporotrichosique périostée avec périostose du tibia, pp. 879-883.

Faroy et Caraven, *in* thèse de Caraven, th. de Paris, 9 février 1910, p. 60.

Gaucher, Louste, Abrami et Giroux, *Bulletin de la Soc. franç. de Dermat. et de Syphiligraphie*, n° 8, 5 novembre 1908, pp. 283-285. Sporotrichose cutanée.

Gougerot, Revue générale; Formes cliniques de la sporotrichose de Beurmann *(Gazette des Hôpit.*, n° 44, 17 avril, pp. 537-546; n° 47, 24 avril, pp. 581-588).

Gougerot et Caraven, Sporotrichose spontanée du chien. Gommes hypodermiques. Péritonite granuleuse et gommes hépatiques *(la Presse médicale*, n° 43, mercredi 27 mai 1908, pp. 337-341).

Gross et Heully, Sur un cas de sporotrichose. Communication à la Société de Médecine de Nancy *(la Province médicale*, n° 26, 1<sup>er</sup> juillet 1911, pp. 276 et 277).

Hudelo et Monier-Vinard (avec la collaboration de MM. Braun et E. Merle), Deux cas de sporotrichose (localisations hypodermiques, intra-musculaires et probablement synoviales) *(Bull. et Mém. de la Soc. médic. des Hôp. de Paris*, 12 juin 1908, pp. 914-921).

Hussein-Zohdi, *la Sporotrichose, forme lymphangitique* (th. de Lyon, 8 mai 1909).

Jeanselme (E.) et P. Chevalier, Sporotrichose à foyers multiples *(Bull. et Mém. de la Soc. médic. des Hôp. de Paris*, n° 19, 17 juin 1910, pp. 784-792).

Jeanselme (E.) et P. Chevalier, « Un cas de sporotrichose à foyers multiples » (discussion : M. Pautrier) *(Bull. de*

la Soc. franç. de Dermat. et de Syphiligraphie, n° 7,
7 juillet 1910, pp. 190, 191, 192 : Cas présenté le 17 juin
1910 à la Soc. médic. des Hôp. de Paris).

JEANSELME (E.), P. CHEVALIER et P. DARBOIS, « Lésions ostéo-
périostiques et articulaires de la sporotrichose ». Les
spina-ventosa sporotrichosiques. Leur aspect radiographique et leur évolution (la Presse médicale, n° 50,
24 juin 1911, pp. 525-528).

JOSSET-MOURE, Sporotrichose du tibia ayant simulé une ostéomyélite chronique, et nécessité quatre interventions
chirurgicales. Diagnostic par la sporo-agglutination et
la réaction de fixation. Guérison. 1 photographie, 1 radiographie (présenté par M. Rist) (Bull. et Mém. de la
Soc. médic. des Hôp. de Paris, 4 décembre 1908,
pp. 738-742).

LANDOUZY (L.), Sporotrichose hypodermique gommeuse, ulcéreuse, disséminée (la Presse médicale, 6 novembre
1909, n° 89, pp. 785-789).

LEBAR et SAINT-GIRONS, Sporotrichose de de Beurmann. Ulcération cutanée de l'avant-bras avec ostéite du cubitus.
Séro-diagnostic et intra-dermo-réaction positifs (Bull.
et Mém. de la Soc. méd. des Hôp. de Paris, 16 juillet
1909, pp. 168-171).

LESIEUR et MARCHAND, présentation à la Soc. médic. des Hôp. de
Lyon, juin 1911. Ostéo-périostite sporotrichosique du
tibia.

LESNÉ et MONIER-VINARD, A propos des sporotrichoses expérimentales (Bull. et Mém. de la Soc. médic. des Hôp. de
Paris, 1907, 25 octobre, p. 1043).

LUTZ (A.) et A. SPLENDORE, Sobre una mycose observada em
Homens et Ratos (contribuiçaa para o contrecimento
dos assim chamadas sporotrichoses) (Rivista med. de
Saõ Paolo, 1907, Ann. Ig. sper., t. XVI, fasc. 4,
p. 581 ; Ueber eine bei Menschen und Ratten beobachte
Mycose (Centrahl. f. Bakt., Bd XLV, 1907, heft 7.
p. 631).

MARIE (Pierre) et H. GOUGEROT, Sporotrichose de de Beurmann. Ostéite sporotrichosique hypertrophiante primitive du tibia, compliquée de lymphangite gommeuse ulcéreuse ascendante et d'adénite inguinale sporotrichosiques (autopsie : présentation de pièces) *(Bull. et Mém. de la Soc. méd. des Hôp. de Paris,* 28 mai 1909, 4 figures, pp. 994-1007).

DE MASSARY, DOURY, MONIER-VINARD, Gomme sporotrichosique du triceps brachial. Ostéite astragalienne et ramollissement du sommet d'un poumon de nature indéterminée *(Bull. et Mém. de la Soc. méd. des Hôp. de Paris,* 20 décembre 1907, pp. 1526-1532).

·MONIER-VINARD, Article : Sporotrichose, in *Traité de Médecine et de Thérapeutique,* de Gilbert et Thoinot, t. XIV, pp. 428-440, 1909).

MOURE (P.), Arthrite sporotrichosique du genou (présentée par M. de Beurmann) *(Bull. et Mém. de la Soc. méd. des Hôp. de Paris,* 31 décembre 1909, pp. 948-953).

NICOLAS (J.) et CHARLET, Cas de sporotrichose. Essai de diverses méthodes de diagnostic expérimental (clinique des maladies cutanées et vénériennes de l'Antiquaille). Communication à la Soc. méd. des Hôp. de Lyon. Séance du 18 janvier 1910 *(Lyon médical,* n° 7, 13 février 1910, pp. 377-381).

RUBENS-DUVAL et R. MONIER-VINARD, Contribution à l'étude expérimentale et micro-biologique de la sporotrichose *(Bull. et Mém. de la Soc. médic. des Hôp. de Paris,* 1907, 25 octobre, n° 30, pp. 1074-1080).

SICARD, BITH et GOUGEROT, Sporotrichose osseuse du tibia, présentation du malade *(Bull. et Mém. de la Soc. médic. des Hôpitaux de Paris,* 5 juin 1908, pp. 877, 878 et 879).

THIBIERGE (G.) et P. GASTINET, Trois cas de sporotrichose dermohypodermique, dont un avec lésions du pharynx, du larynx et du tibia *(Bull. et Mém. de la Soc. méd. des Hôp. de Paris,* 19 mars 1909, pp. 537-547).

Velter (E.), Un cas de sporotrichose orbito-palpébrale primitive *(Annales d'oculistique*, août 1910).

Widal (F.) et André Weill, Sporotrichose gommeuse disséminée à noyaux très confluents. Gommes dermiques pour la plupart ; gommes hypodermiques et intra-musculaires ; gomme sous-périostée tibiale. Présence du parasite dans le sang *(Bull. et Mém. de la Soc. médic. des Hôp. de Paris*, 19 juin 1908, pp. 944-947).

Zeiliger, *les Fractures spontanées dans la Sporotrichose* (thèse de Paris, 21 juillet 1911).

# TABLE DES MATIÈRES

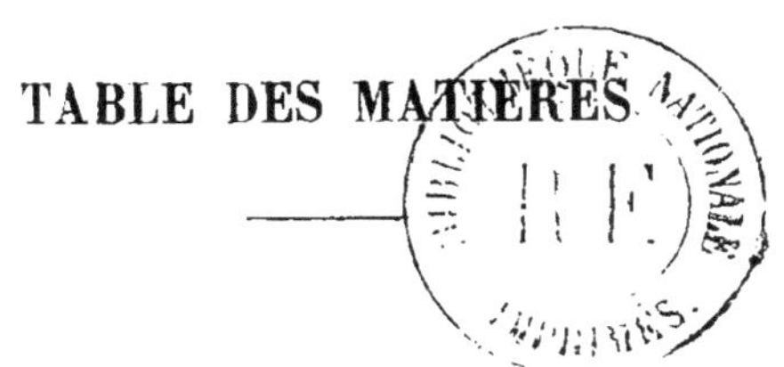

Lyon.— Imprimerie A. Rey et Gⁱᵉ, 4, rue Gentil — 58873